全国老年大学规划教材

孙金秋　安江红　主编

王梦蝶　段玉丞　余丹　编著

老 年 人

防跌倒锻炼

教程

人民邮电出版社

北 京

图书在版编目（ＣＩＰ）数据

老年人防跌倒锻炼教程 / 孙金秋，安江红主编 ；王梦蝶，段玉丞，余丹编著. -- 北京 : 人民邮电出版社，2024.4
ISBN 978-7-115-63324-8

Ⅰ．①老… Ⅱ．①孙… ②安… ③王… ④段… ⑤余… Ⅲ．①老年人－猝倒－预防（卫生）－教材 Ⅳ.①R592.01

中国国家版本馆CIP数据核字(2024)第017715号

免 责 声 明

本书内容旨在为大众提供有用的信息。所有材料（包括文本、图形和图像）仅供参考，不能用于对特定疾病或症状的医疗诊断、建议或治疗。所有读者在针对任何一般性或特定的健康问题开始某项锻炼之前，均应向专业的医疗保健机构或医生进行咨询。作者和出版商都已尽可能确保本书技术上的准确性以及合理性，且并不特别推崇任何治疗方法、方案、建议或本书中的其他信息，并特别声明，不会承担由于使用本出版物中的材料而遭受的任何损伤所直接或间接产生的与个人或团体相关的一切责任、损失或风险。

内 容 提 要

意外跌倒在老年人群体中是较为常见的现象，这在很大程度上影响了老年人的身体健康和生活质量，而进行身体功能锻炼是消除跌倒隐患的有效方法。本书是针对老年人群体编写的身体功能锻炼手册，涵盖了老年人易跌倒的原因、防跌倒的意义，以及防跌倒训练动作和方案，系统、全面且实用。

本书第 1 章讲述了老年人防跌倒的意义，第 2 章分析了老年人跌倒的各种影响因素，第 3 章介绍了老年人防跌倒的身体功能评估方法，第 4 章讲解了老年人防跌倒的身体功能锻炼方法，第 5 章给出了老年人防跌倒综合运动方案，方便老年人借鉴。第 6 章则结合老年人的爱好，介绍了对防跌倒有益的娱乐活动。

◆ 主　编　孙金秋　安江红
　　编　著　王梦蝶　段玉丞　余　丹
　　责任编辑　刘　蕊
　　责任印制　彭志环

◆ 人民邮电出版社出版发行　　北京市丰台区成寿寺路 11 号
　　邮编　100164　　电子邮件　315@ptpress.com.cn
　　网址　https://www.ptpress.com.cn
　　北京捷迅佳彩印刷有限公司印刷

◆ 开本：787×1092　1/16
　　印张：8.75　　　　　　　　　　2024 年 4 月第 1 版
　　字数：134 千字　　　　　　　2024 年 4 月北京第 1 次印刷

定价：58.00 元

读者服务热线：(010)81055296　印装质量热线：(010)81055316
反盗版热线：(010)81055315
广告经营许可证：京东市监广登字 20170147 号

引言
INTRODUCTION

　　健康老龄化（英文"Healthy Aging"）是指发展和维持能使老年人保持健康的身体功能。身体功能取决于一个人的内在能力（所有身体和心理能力的组合）、所生活的环境（包括实体、社会和政策环境）及两者之间的互动。健康老龄化贯穿人的整个生命过程，并且与包括没有疾病的人在内的每个人息息相关。

　　随着年龄的增长，老年人会受到功能衰弱、慢性病和意外跌倒等问题的困扰，这些会严重影响健康老龄化进程。其中，意外跌倒会在很大程度上影响老年人的生命健康和生活质量。我国老龄化程度不断加深使得促进健康老龄化越来越成为社会重点关注的问题，尤其是在预防老年人跌倒方面。

目录
CONTENTS

第 5 章 老年人防跌倒综合运动方案

第 6 章 老年人文体娱乐活动与防跌倒

第 **1** 章　老年人防跌倒的意义

　　跌倒是指由于突发、不自主的、非故意的体位改变，使人倒在地上或更低的平面上的事件。按照国际疾病分类 (ICD-10)，跌倒包括从一个平面到另一个平面的跌倒和同一平面内的跌倒两类。**跌倒在老年人中易发且高发，可能导致身体不适与损伤，甚至可能带来残疾和死亡等灾难性后果。**

　　跌倒不仅是一个严重的临床问题、常见的康复相关事件，还是一个重大的世界性公共卫生问题。据统计，全球老年人口的增长幅度史无前例且会持续加速（预计至 2030 年，全球总人口的 1/6 将为 60 岁以上人群，即约 14 亿人），尤其是在发展中国家。因此，在未来几十年中，急剧增加的老年人口将使促进老年人的健康和安全成为世界各国面临的重要公共卫生问题。

　　我国是世界上老年人口最多的国家。2000 年，我国正式进入人口老龄化社会。2021 年出版的《第七次全国人口普查公报（第五号）——人口年龄构成情况》指出，我国 60 岁及以上人口约 2.6 亿人，占总人口的 18.70%，其中 65 岁及以上人口约 1.9 亿人，占 13.50%，与 2010 年第六次全国人口普查相比，60 岁及以上人口的比重上升 5.44 个百分点，65 岁及以上人口的比重上升 4.63 个百分点。30 个省份的 65 岁及以上老年人口比重均超过 7%，其中，12 个省份的 65 岁及以上老年人口比重超过 14%。老年人跌倒是人口老龄化所带来的诸多问题之一。

1.1 老年人跌倒现状

全球现状

跌倒是除交通事故之外全球第二大非伤害事故，也是老年人住院和受伤死亡的主要原因之一。据世界卫生组织统计，约 1/3 的 65 岁以上社区老年人每年有一次跌倒的经历，有些老年人还会在一年内经历多次跌倒。人在 60 岁以后，致死性跌倒的发生率以 5 岁为一个年龄组大幅增长。

世界各国都面临着人口老龄化带来的老年人跌倒问题。

▶ 美国

美国每年有 28% 的 65 岁以上老年人面临跌倒风险，有 15% 的老年人每年至少跌倒 2 次。

▶ 日本

日本老年人的跌倒损伤概率为美国人的 1/4。

▶ 瑞典

瑞典每年有超过 33% 的 65 岁以上老年人面临跌倒风险。

▶ 韩国

韩国每年有 28% ~ 45% 的 65 岁以上老年人面临跌倒风险。

▶ 新加坡

新加坡养老院的每床位跌倒发生率约为每年 0.5 人次。

▶ 中国

中国大多数城市的老年人跌倒发生率为 15.7% ~ 23.5%。

跌倒造成的医疗费用常常数目巨大。美国每年用于老年人跌倒后治疗的医疗费用多达 1508 亿元人民币。在芬兰，有 5% 的老年人在跌倒后骨折，导致每年花费医疗费用约 104 亿元人民币。

跌倒对老年人的生活质量构成了严重威胁。随着年龄增长，老年人意外跌倒和因跌倒受伤的概率也将增大，从而导致生活质量下降、个人和社会医疗费用增加，甚至造成残疾和死亡等问题。跌倒在老年人中的高发生率、高疾病负担和可预防性等特点使得开展一系列的预防干预措施显得尤为必要。预防老年人跌倒已成为一个亟待解决的公共卫生挑战。

中国现状

中国疾病监测系统的数据显示，跌倒已经成为我国 65 岁以上老年人因伤致死的首要原因，每年约有 5000 万老年人至少跌倒一次。跌倒是导致老年人损伤率、失能率、残疾率、住院率及死亡率升高的主要原因，有 20% 的跌倒会导致严重的损伤，如骨折或脑损伤；老年人跌倒后，软组织挫伤、关节脱臼和骨折等并发症的发生率高达 5% ~ 15%。

相关数据显示，在我国因伤就诊的老年人中，一半以上是因为跌倒；老年人发生创伤性骨折的主要原因也是跌倒。2013 年全国伤害监测系统检测结果表明，在 65 岁以上因伤就诊的人群中，56.59% 的伤害来源于跌倒 / 坠落。各地社区调查分析结果显示，社区老年人跌倒率为 11% ~ 20%。以北京和宁夏银川为代表的中国北方地区社区老年人跌倒的调查结果显示，被调查的 3197 名老年人中有 394 人在过去一年中发生过跌倒，跌倒发生率为 12.32%，且女性高于男性；石家庄市某社区 1609 名老年人的跌倒率为 11.2%；抽样调查北京 1512 名老年人，调查结果显示跌倒率为 18%。

随着年龄增长，老年人跌倒比例增加，年龄每增长 10 岁，跌倒发生率将增加约 50%（见表 1）。在 65 到 75 岁的老年人中，腕骨骨折比髋骨骨折更常见，75 岁以上的老年人则是髋骨骨折更多。

表 1 跌倒发生率随年龄的变化

年龄段（岁）	跌倒发生率（%）
60～69	9.8
70～79	15.7
≥ 80	22.7

[来源：《功能性训练对社区老年人防跌倒能力影响的实证研究》]

2015~2018 年，全国伤害监测系统采集到的 205670 例 60 岁及以上老年人跌倒 / 坠落病例中（见表 2），女性比男性更多（1.37：1）。跌倒发生的高峰时间是上午 10 点至 11 点（11.91%）；就损伤程度而言，中重度损伤占比 37.21%，有 22.49% 的老年人跌倒后需要住院治疗。

表 2 2015～2018 年我国 205670 例 60 岁及以上老年人跌倒病例分析

分析要素	排名第一	排名第二	排名第三
跌倒发生的地点	家中（56.41%）	公路 / 街道（17.24%）	公共居住场所（14.36%）
跌倒时进行的活动	休闲活动（37.56%）	家务（24.20%）	步行（15.07%）
因跌倒造成的伤害	挫伤 / 擦伤（42.17%）	骨折（31.79%）	扭伤 / 拉伤（14.62%）
受伤部位	下肢（31.38%）	头部（22.46%）	躯干（20.71%）

[来自：《2015~2018 年全国伤害监测系统中老年人跌倒 / 坠落病例分布特征》]

除了会对老年人的日常生活和身体健康产生负面影响以外，跌倒还会造成高昂的医疗费用支出。在我国，每年因老年人跌倒造成的花费为 160 亿元～ 800 亿元人民币，其中仅医疗花费就超过 50 亿元人民币。

1.2 老年人防跌倒的应对策略

◀ 国际应对策略 ▶

世界卫生组织一直致力于预防老年人跌倒。2017年，世界卫生组织发布了《老年人综合照护（ICOPE）：针对老年人内在能力减退的社区干预措施指南》。该指南专门针对有跌倒风险的老年人给出了4条建议和注意事项（见图1），包括做药物评估、进行多种方式的锻炼，住所适老化改造和采取多因素的干预措施。其中，采用多种方式锻炼身体（平衡、力量、灵活性和功能训练）和对住所进行适老化改造来消除可能导致跌倒的环境隐患是世界卫生组织强烈推荐的两个建议。

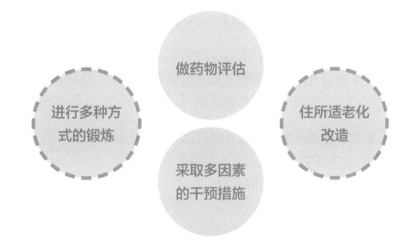

图1 针对有跌倒风险的老年人的建议和注意事项

2021年，世界卫生组织发布的《安全走路：预防和管理生命过程中跌倒的策略》报告指出，有非常强的科研证据证明锻炼（exercise）对预防跌倒有作用，并建议老年人进行中等强度的步态、平衡和功能训练。

针对老年人跌倒，世界各国也积极采取应对策略。美国疾病控制与预防中心在2015年发布了预防社区老年人跌倒的有效运动干预方案，其中包含各种简单的日常锻炼方式，太极是其推荐的方式之一。《美国人身体活动指南第 2 版（2018）》指出，多种形式的身体活动是减少跌倒和损伤最有效的方式。英国国家卫生和临床技术优化研究所 (NICE) 在 2013 年也发布了《老年人跌倒：评估和预防指南》。可见预防老年人跌倒已受到众多步入老龄化社会的国家的重视。我国近年发布的相关文件、图书和指南等资料如表 3 所示。

表 3 我国近年发布的相关文献、图书和指南

年份	发布单位或机构	发布内容
2011	卫生部	《老年人跌倒干预技术指南》
2019	中国老年保健医学研究会老龄健康服务与标准化分会；《中国老年保健医学》杂志编辑委员会	《中国老年人跌倒风险评估专家共识（草案）》
2019	国家卫生健康委疾病预防控制局；中国疾病预防控制中心慢性非传染性疾病预防控制中心	《防跌倒，己康健，家心安：预防老年人跌倒》
2019	中国老年保健医学研究会老龄健康服务与标准化分会；《中国老年保健医学》杂志编辑委员会；北京小汤山康复医院	《中国社区平衡功能障碍评定与康复治疗技术专家共识》
2019	中国老年学和老年医学学会老龄传播分会、中国疾控中心慢病中心、国家卫生健康委北京老年医学研究所等七家机构	《老年人防跌倒联合提示》
2019	健康中国行动推进委员会	《健康中国行动（2019~2030 年）》
2021	国务院办公厅	《国家残疾预防行动计划（2021~2025 年）》
2021	国家卫生健康委疾病预防控制局；中国疾病预防控制中心慢性非传染性疾病预防控制中心	《社区老年人跌倒预防控制技术指南》
2022	民政部	《养老机构预防老年人跌倒基本规范》（MZ/T 185~2021）

中国应对策略

近年来，我国对老年人防跌倒的重视程度逐渐提高。自2011年以来，相关的文件、图书和指南陆续发布（见本章1.2中表3）。

2019年发布的《健康中国行动（2019~2030年）》提出，健康中国行动的目标之一是开展老年健康促进行动，实现健康老龄化。开展老年健康促进行动，对于提高老年人的健康水平、改善老年人生活质量、实现健康老龄化具有重要意义。该文件从个人和家庭，以及社会和政府的角度提出了预防老年人跌倒的建议。

从个人和家庭的角度，提倡注重家庭支持，对家居环境和住所进行适老化改造来预防老年人跌倒；建议老年人选择与自身体质和健康状况相适应的运动方式，量力而行地进行体育锻炼，从而预防跌倒；在重视有氧运动的同时，重视肌肉力量锻炼和柔韧性锻炼，适当进行平衡能力锻炼，强健骨骼肌肉系统，预防跌倒；参加运动期间，建议根据身体健康状况及时调整运动量。从社会和政府的角度，提倡开展老年健身、老年保健、老年疾病防治与康复等内容的教育活动，开展预防老年人跌倒等干预和健康指导（见图2）。

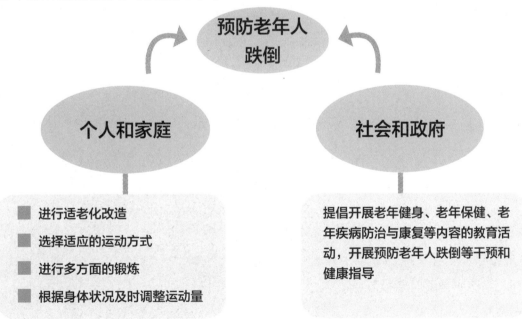

图2　预防老年人跌倒需要多方面力量共同做出努力

第2章 老年人跌倒的影响因素

跌倒的原因众多且复杂，一次跌倒常常是多种因素共同作用的结果。存在的危险因素越多，发生跌倒的可能性就越大。反之，每减少一个危险因素，发生跌倒的可能性就会降低一些。

跌倒是由外在因素和内在因素共同造成的（见图3）。外在因素包括环境因素和社会因素，例如湿滑的地面与障碍物、杂乱的家居环境、是否独居及与社会的交往和联系程度等。内在因素包括生理因素、疾病因素、药物因素和心理因素等，例如高龄是跌倒的独立危险因素，老年人跌倒风险随着年龄增长而增大；听力退化、身体疼痛、骨关节炎、认知功能障碍等疾病会增加跌倒的风险；某些药物也是跌倒的危险因素；跌倒史和跌倒恐惧也是导致跌倒发生的内在因素。

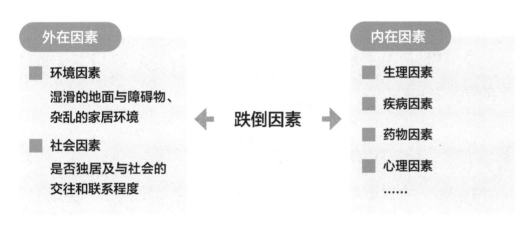

图3 老年人跌倒因素

随着年龄增长，老年人维持肌肉骨骼运动系统的生理功能均有所减退，造成肌肉力量、平衡的稳定性和步态的协调性下降。同时，由于大部分老年人活动越来越少，心肺功能下降、体重增加，造成身体功能和能力下降，跌倒风险随之增大。

2.1 老年人跌倒的力量因素

肌肉力量与防跌倒

人体在自然衰老的过程中，肌肉会萎缩、体积和质量会降低，导致肌肉力量下降。但衰老造成的肌肉力量下降并不是无法改变的。像年轻人一样，老年人也可以通过力量训练来提高肌肉力量和平衡能力。研究表明，持续 12 周的力量训练可以提高老年女性的功能性前伸测试成绩和30 秒坐站次数，减少计时 - 起立行走时间等（详见第 3 章），这表明力量训练能够改善老年女性的下肢肌肉力量和平衡能力。

肌肉力量对预防跌倒的作用主要体现在以下 4 个方面。

1 维持人体的正常步态和日常活动

例如，下肢肌肉的离心力量在日常生活中的下楼梯和下坡走等动作中发挥着重要作用。

2 保护骨免受外力作用（撞击、推拉等）的伤害

例如，步入中老年后，女性比男性更容易患骨质疏松，遇到外力作用时更容易发生骨折（见图 4），提高肌肉力量可减少骨折的发生。

3 维持或改善平衡能力

例如，随着年龄增长，躯干和下肢肌肉力量的下降会导致老年人的平衡能力下降，提高肌肉力量有助于提高维持平衡的能力。

4 提高跌倒后的自救能力

例如，一旦跌倒发生，良好的肌肉力量可以帮助老年人自己站起来。

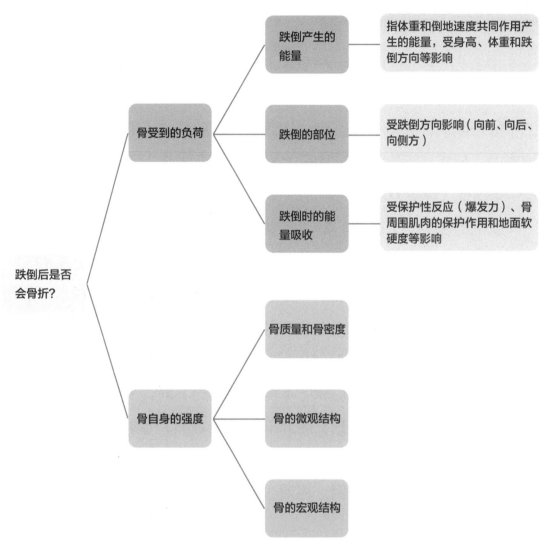

图 4　影响跌倒后骨折发生的因素

中国老年学和老年医学学会指出，下肢肌肉力量低下是跌倒的危险因素。世界卫生组织认为，以握力为代表的肌肉力量是衡量老年人骨骼肌肉功能的有效指标。而躯干肌力随着年龄增长的变化可能导致老年人的平衡能力下降。相比于老年男性，提高肌肉力量对老年女性来说尤其重要，可减少因骨质疏松导致的骨折。总体来看，老年人肌肉力量水平已成为全球老年人跌倒风险的重要预测因子。

◀ 爆发力与防跌倒 ▶

爆发力是肌肉力量的一种表现形式，它是指短时间内快速产生最大力量的能力。人体在 70 ~ 90 岁阶段，爆发力下降得非常明显。爆发力的下降与肌肉体积减小和肌肉中快速收缩型肌纤维（Ⅱ型肌纤维）的萎缩有关。日常生活中快速从椅子上站起来、爬楼梯以及被绊倒后恢复平衡等都体现了爆发力。

跌倒的发生与人体重心的稳定性边缘有关。稳定性边缘可以理解成"一个人（在不失去平衡的情况下）能将他的重心放置的最远距离"，也就是在不失去平衡的情况下，身体向某个方向倾斜的最大程度。当重心将要达到稳定性边缘时，人会感到颤颤巍巍、快要跌倒，当重心超过稳定性边缘时，平衡被打破，跌倒便会发生。

老年人由于足部感觉功能（本体感觉）的下降，无法察觉到自己的重心到达稳定性边缘的时刻，因此跌倒风险增加。如果在重心到达和即将超出稳定性边缘的时候（跌倒将要发生时）能及时将重心"拉回来"，就能在一定程度上避免跌倒。将重心"拉回来"的这个过程就是人体的保护性反应在起作用。

保护性反应具体是如何起作用的呢？当快要跌倒时，我们通常会挥动双臂或去抓、够身边的物体或人，这是本能，也是一种保护性反应。由于需要肌肉快速做出反应并收缩，因此保护性反应需要有良好的肌肉爆发力作为支撑。在人体向侧方倒地的过程中，由躯干部分肌肉快速收缩引起的躯干快速旋转可以避免髋关节受到直接撞击，避免髋关节骨折；在人体向后方倒地的过程中，下肢肌肉的离心收缩可以减少骨盆向下跌落的速度，从而减小骨盆损伤的概率和程度。通常，人体从站立位跌落到地面会产生很大能量，足以导致骨折，然而只有约 5% 的跌倒会导致骨折，这就是保护性反应起了作用。

在跌倒过程中，如果身体的保护性反应没有及时发挥作用，可能就无法快速有效地利用上下肢来保护身体的重要部位（例如髋部的股骨大转子和头部）不受撞击。肌肉爆发力的下降会减弱保护性反应机制，从而增加受伤概率和受伤程度。

肌肉爆发力对预防跌倒的作用主要体现在以下 3 个方面。

1 维持跌倒发生过程中身体的动态平衡

爆发力通过在跌倒发生过程中激发身体保护性反应和维持动态平衡，可有效减少骨折和其他相关损伤的发生概率。

2 增强肌肉力量，提高身体稳定性

通过进行一些爆发力训练，如快速起立、跳跃等，老年人可以增强腿部肌肉的力量和协调性，从而提高身体稳定性。

3 爆发力练习改善老年人步速

65 岁以上的老年人，以 0.6 米每秒或低于 0.6 米每秒的速度行走，都会增加行动不便甚至跌倒的风险。步速减慢是由于人体的自然衰老改变了步行过程中下肢肌肉的神经激活。通过下肢爆发力练习，可以激活神经肌肉，增强爆发力，从而改善步速。

总之，肌肉力量，尤其是爆发力对恢复平衡和预防跌倒很重要，这在患有肌肉功能失调相关疾病的人身上体现得尤其明显。由于爆发力在

恢复动态平衡和保护性反应中有重要作用，因此，对老年人来说，相比于肌肉力量，应该更加关注爆发力在防跌倒中的作用。值得注意的是，肌肉衰弱、力量和爆发力下降的主要原因并不是衰老本身，而是疾病和缺少身体活动。老年人适度地进行一些肌肉力量锻炼（见第 4 章 4.2），可以改善肌肉力量，降低肌肉衰弱程度。

2.2 老年人跌倒的协调与平衡因素

平衡是人体运动功能的基础，指人体在坐、站、从一个支撑面转移到另一个支撑面时（例如走路时左右脚交替）维持身体重心在有限的支撑范围内的能力，包括静态稳定能力和动态协调能力两方面。人体的任何日常活动、体育活动及休闲活动都需要平衡能力。

人体姿势与平衡的维持依赖中枢神经系统控制下的运动系统和感觉系统的参与和调节。当人体遇到突发情况失去平衡时，这些系统共同作用来维持平衡，防止跌倒（见表4）。平衡功能障碍是导致老年人跌倒的重要危险因素。

表4 影响平衡功能的因素

因素	对应器官	功能
中枢神经系统	大脑	意识与认知，信息整合，动作控制
运动系统	骨与骨骼肌	执行动作
感觉系统	前庭觉（前庭器官）	保持姿势、调控运动
	视觉（眼）	提供周围环境及身体运动和方向的信息
	本体感觉（本体感受器）	姿势维持与平衡调节

中枢神经系统与防跌倒

大脑是人体中枢神经系统的指挥官，能够控制各种运动、产生感觉以及实现思考功能。大脑的许多结构与人体平衡功能有关，如小脑、基底神经节、丘脑、海马、下顶叶皮层和额叶等。当老年人患神经系统疾病（脑卒中等）、心血管疾病（心绞痛等）、精神疾病（阿尔茨海默病等）、眩晕症时，中枢神经（大脑）及周围神经与平衡相关的功能便会受损，导致中枢神经的传导功能下降、姿势控制能力下降，从而容易跌倒。

运动系统与防跌倒

运动系统中的骨和骨骼肌通过改变肌肉收缩幅度来实现姿势稳定和平衡。除了肌肉萎缩以外，衰老也会影响人体肌肉的神经控制，从而影响肌肉力量和平衡能力。参与体育锻炼可以在一定程度上改善肌肉的神经控制，提高平衡能力。

感觉系统与防跌倒

"平衡三联"在人体维持平衡能力方面起着至关重要作用。"平衡三联"即视觉感觉系统、前庭感觉系统及本体感觉系统。前庭感觉感知头部的角速度和线加速度，通过判断头部位置以及运动的方向，来维持人体的空间定向。视觉接受环境信息，对感知头部位置变化和维持姿势控制的稳定性起着重要作用。本体感觉感受关节的运动觉和位置觉，为中枢神经系统进行运动分析提供信息，以保持姿势和身体的平衡。研究表明，老年人受到视觉减弱、本体感觉迟缓、内耳前庭灵敏度变化的影响，其机体平衡能力逐渐减退。

2.3 老年人跌倒的有氧因素

有氧运动对心肺系统有着重要的积极作用，会减缓甚至扭转因年龄增加而导致的心肺功能的减弱。无论对年轻人还是老年人，有氧运动都可以提高呼吸功能、维持每搏输出量、降低血压。研究表明，随着年龄的增长，缺乏运动的人比经常运动的人氧气运输效率低很多。有氧运动可以提高老年人的整体健康水平，减轻体重，对预防跌倒起着重要作用。研究发现，健步走、慢跑、游泳等有氧运动均可以在一定程度上改善老年人的平衡能力，提高下肢肌肉力量。

2.4 老年人跌倒的步态因素

步态失调在老年人中极为常见，这与机体的神经系统和运动系统功能减退紧密相关。步态失调多见于患有神经系统退行性疾病（中枢与周围神经疾病）、运动系统疾病（肌肉与骨关节疾病）、认知功能障碍或帕金森等疾病的老年人中。由于老年人的步态有脚跟着地，踝跖屈（即向下压脚尖）、伸髋（即向后伸展大腿）和屈膝（即向后抬小腿）等动作缓慢、不充分的特点，因此摆动腿抬得不高，行走时"拖拉"，导致容易发生跌倒。

第3章 老年人防跌倒的身体功能评估方法

针对跌倒风险的评估是对老年人进行防跌倒干预工作的基础和前提。所有老年人都有必要进行针对跌倒风险的评估，尤其是有跌倒史的老年人。通过评估可以确定跌倒风险水平、筛选出高风险人群和明确特定的危险因素，从而作为实施干预措施的基础和依据。针对老年人跌倒风险的评估一般包括五个方面：既往病史评估、综合评估、身体功能评估、环境评估和心理评估（见图5）。

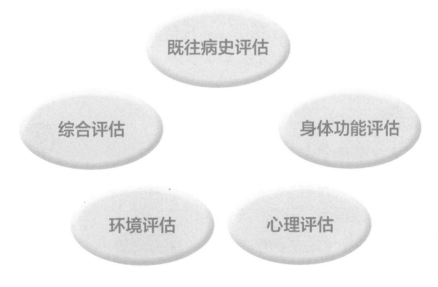

图5 从五个方面评估老年人跌倒风险

相关专业人士已经提出了多种针对老年人跌倒风险的评估方法和工具。不同的评估方法和工具各有优势和局限性，覆盖的跌倒危险因素、针对的人群及所需的评估资源等均有所不同。本章将从身体功能评估与防跌倒的角度，兼顾简便易操作、评价结果准确可靠、对后续运动锻炼指导性强、用时短等标准，介绍几种常用的评估和测试方法。

3.1 肌肉力量评估测试方法

■ 30 秒坐站测试

从坐位站起来是日常生活中的基本活动，也是双足行走的重要前提条件。日常生活中的上下楼梯、行走、进出浴缸、出入汽车、离开椅子站起来等行为都包含了从坐位站起来这一动作。这一动作的有效完成主要依赖于下肢力量和功能。30 秒坐站测试是能有效评估老年人双侧下肢力量的方法，适用于 60 岁及以上的老年人。

测试准备

秒表，椅子（有靠背，无扶手），椅背靠墙放。测试前需进行简单热身和拉伸，并进行坐站动作练习 1 ～ 2 次。

测试方法

被测试者坐在椅子中间，后背挺直，双手自然置于双膝之上，双脚平放在地上；当听到"开始"口令后，起身，形成完全站立姿势，然后再回到初始时的坐姿（见图6）；从坐位到站立位为完成一次，记录 30 秒内坐站的次数（若停表时已经起身一半多但未完全站立，仍然记作是一次完整的坐站）。

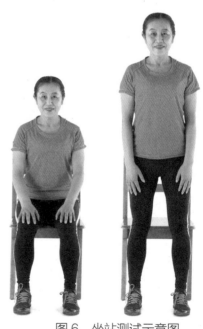

图 6 坐站测试示意图

将椅子靠墙放，或固定好（可放在地毯上避免滑动）；被测试者可使用辅助器具（如拐杖等），但是不能借助其他人的帮助，必要时可随时休息，直到 30 秒结束，记录完成的坐站次数即可；本测试不适用于下肢有慢性疼痛或做过髋 / 膝关节置换手术的老年人。

数据参考

完成次数越多，则下肢力量越强；不同年龄段老年人的测试数据参考值如表 5 所示。

表 5 不同年龄段老年人 30 秒坐站测试数据正常范围参考值（站立次数）

年龄段（岁）	站立次数（次）	
	男	女
60 ~ 69	12 ~ 19	11 ~ 17
70 ~ 79	11 ~ 17	10 ~ 15
80 ~ 89	8 ~ 15	8 ~ 14

30 秒坐站测试不合格，同时也没有下肢损伤情况的老年人应该注意加强下肢肌肉力量。一些简单基础的下肢力量锻炼（见第 4 章 4.2）就可以提高下肢肌肉力量。静态力量练习有助于提高肌肉耐力；动态力量练习，特别是动态克服自身体重的抗阻训练，有助于提高肌肉力量；速度较快的练习则有助于提高肌肉爆发力。

3.2 平衡功能评估测试方法

静态平衡功能评估方法

闭眼单脚站立测试

闭眼单脚站立主要通过测量人体在没有任何可视参照物的情况下，仅依靠大脑前庭器官的感受器和全身肌肉的协调运动，来维持身体重心在单脚支撑面上的时间，以反映平衡能力的强弱。

测试准备

秒表，平坦的地面，一个安全的空间。测试前需进行简单热身和拉伸，并简单尝试单脚站立动作 1～2 次。

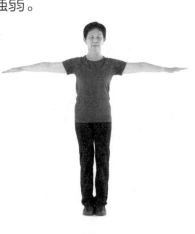

测试方法

测试者给出"开始"口令，被测试者闭眼、双手侧平举、提膝抬起左腿或右腿（优势腿），尽量保持抬起的大腿与地面平行（见图 7），抬起后开始计时，一旦支撑脚发生移动或抬起的脚落地，则计时结束（计时需精确到小数点后 1 位，记录单位为秒）。

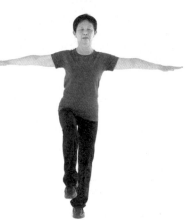

注意事项

图 7　闭眼单脚站立测试示意图

测试全程注意被测试者安全，预防跌倒，年龄较大者需安排专人在旁边保护。

保持时间越长，静态平衡能力越好；闭眼单脚站立测试时间如果低于 5 秒，表明静态平衡能力较差，需要提高。

静态平衡能力是平衡能力中较为基础的一种，这方面较差的老年人在日常生活中需注意提高静态平衡能力。具体的锻炼方法见第 4 章 4.3.1。

动态平衡功能评估方法

计时起立－行走测试

计时起立－行走测试包含从坐位站起、行走和转身这三个动作，每个动作的完成时间延长，都会影响总时间。良好的平衡和协调能力能缩短完成各个动作的时间。计时起立－行走测试一般只耗时 2 ～ 3 分钟，适合用于社区老年人的跌倒风险筛查。

卷尺，椅子，胶带，秒表，不少于 20 平方米的测试空间。测试前可以简单尝试计时起立－行走动作 1 ～ 2 次。

在地面上量出 2.4 米的距离，用胶带在两端做标志线，将椅子放在其中一条标志线后，作为起点（见图 8）。测试开始时，被测试者坐在椅子上，当听到"开始"口令后，被测试者从椅子上站起，以正常步速向前行走，走到 2.4 米线外后转身返回椅子并坐下，记录整个过程所用时间（计时需精确到小数点后 1 位，记录单位为秒）。

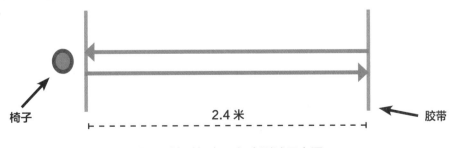

椅子　　　　　　　　　　2.4 米　　　　　　　胶带

图 8　计时起立－行走测试示意图

将椅子靠墙放置或固定好，可在测试场地地面设防滑垫。被测试者需穿舒适的运动鞋。测试者在测试期间给予老年人全程保护，尤其是在转弯阶段。

所用时间越短，平衡功能越好；不同年龄段老年人的数据参考值如表 6 所示。

完成计时起立－行走测试所用的时间如果超过正常范围上限，则提示有高危跌倒风险，应积极锻炼提高平衡能力。四肢协调平衡练习、站立位的协调平衡练习以及部分站立位的动态平衡锻炼（见第 4 章 4.3）都能有效改善平衡能力，减少跌倒风险。

表 6 不同年龄段老年人计时起立－行走测试正常范围参考值（秒）

年龄段（岁）	时间（秒）	
	男	女
60~69	3.8~5.9	4.4~6.4
70~79	4.4~7.2	4.9~7.4
80~89	5.2~8.9	5.7~9.6

■ **功能性前伸测试**

功能性前伸测试可用于评估老年人的功能性平衡（尤其是前后方向）和在站立过程中的稳定性，评估结果受躯干的柔韧度和随意神经肌肉控制的影响。功能性前伸测试对于老年人和急性中风人群有效，已被用来单独评估患者的动态平衡功能，监测并预防跌倒的发生。

1 米长的刻度条（贴于墙面上距离地面 1.2～1.3 米高度的位置）。测试前需进行简单热身和拉伸，并简单尝试功能性前伸动作 1～2 次。

被测试者侧身靠墙站，尽可能地贴近墙，但不要与墙有任何接触（若条件允许，可以脱鞋脱袜测试；若条件不允许，可以穿鞋测试）；将靠近墙的上臂向前抬起90°，肘关节伸直，拳头握紧，两脚与肩同宽站立，两肩与两侧髋关节在同一条垂直线上；将第三掌骨的起始位置放置于尺子0刻度处，测试人员提示被测试者"在不迈出一步的情况下，尽可能地向前伸手臂"；记录手臂伸到最远处时第三掌骨末端所处的刻度（记录精确到小数点后1位，记录单位为厘米）。功能性前伸测试示意图如图9所示。

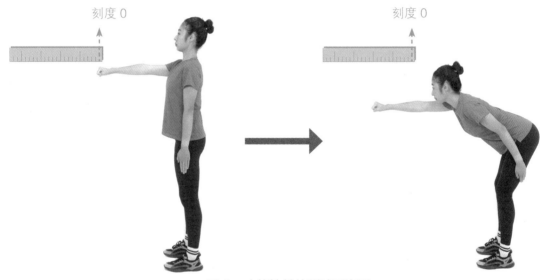

图9　功能性前伸测试示意图

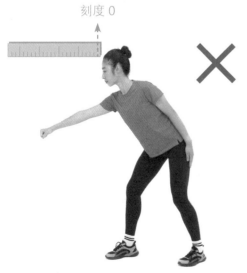

图10　功能性前伸测试错误示意图

测试过程中要保持身体平衡，若在此过程中失去平衡（例如向前迈出一步，见图10），则需重新测试；若被测试者有肩痛情况，应在测试之前询问并将无痛侧手作为测试手；在测试的整个过程中，测试者应在被测试者前方进行预防性保护，防止被测试者跌倒受伤。

前伸距离越大，则平衡能力越好；不同前伸距离对应的跌倒风险如表 7 所示。

表 7 功能性前伸测试结果数据参考

测试结果	跌倒风险
无法前伸	大于正常跌倒风险的 8 倍
< 15 厘米	大于正常跌倒风险的 4 倍
15 ~ 25 厘米	大于正常跌倒风险的 2 倍
> 25 厘米	跌倒风险低

保持动态平衡比保持静态平衡难度更大。由于人体的位置觉感受器位于内耳内，有的老年人因为听觉下降，因此动态平衡能力也受到影响。这类老年人需要格外注意提高动态平衡能力。

◀ 综合评估方法 ▶

Berg 平衡量表（Berg Balance Scale, BBS）（见表 8）是国际上评估老年人平衡功能的金标准，也是目前广泛用于测试健康老年人和神经系统疾病（如脑卒中、帕金森等）患者平衡能力的综合评估方法。其优点在于测试简便，不需特殊的评估设备，且具备目标指向性和功能性。

测试准备 ▶

秒表，直尺，记号笔，椅子，相对宽敞的空间及测试量表。测试前需进行简单热身和拉伸。

测试方法 ▶

对包括由坐到站、独立站立、独立坐、由站到坐、床椅转移、闭眼双足站立、双足并拢站立、站立位上臂前伸、站立位从地板上取物、站立位转身向后看、转身 1 周、无支撑双足交替踏台阶 / 椅子、无支撑双足前后站立和单足站立在内的 14 个动作进行测试，并记录得分（每一个测试动作的最低得分为 0 分，最高得分为 4 分，总分为各测试动作的得分之和）。

表 8 Berg 平衡量表（Berg Balance Scale）

姓名: _____	日期: _____
住址: _____	评分: _____

测试动作	得分 (0 ~ 4)
1. 由坐到站	_____
2. 独立站立	_____
3. 独立坐	_____
4. 由站到坐	_____
5. 床椅转移	_____
6. 闭眼双足站立	_____
7. 双足并拢站立	_____
8. 站立位上臂前伸	_____
9. 站立位从地板上取物	_____
10. 站立位转身向后看	_____
11. 转身 1 周	_____
12. 无支撑双足交替踏台阶 / 椅子	_____
13. 无支撑双足前后站立	_____
14. 单足站立	_____

1 由坐到站

指导语：请站起来，在这个过程中尽量不要用手支撑。

- 4分 能不用手支撑，独立站立并保持身体稳定
- 3分 能用手独立站立
- 2分 多次尝试后能用手站立
- 1分 需要一点帮助来站立或稳定身体
- 0分 需要中等或最大程度的帮助才能站立

2 独立站立

指导语：请在无支撑（没有人或物体辅助）状态下站立2分钟。

- 4分 能安全地站立2分钟
- 3分 能在有人监护下站立2分钟
- 2分 能在没有支撑的情况下站立30秒
- 1分 需要多次尝试才能保持无支撑状态下站立30秒
- 0分 无支撑状态下无法站立30秒

如果能够在无支撑状态下站立2分钟，则第3个测试动作记满分，直接跳到第4个测试动作。

3 独立坐

指导语：请保持双臂交叉的姿势坐2分钟，背部无支撑，双足放在地板或椅子上。

- 4分 能安全地稳坐2分钟
- 3分 能在有监护状态下坐2分钟
- 2分 能坐30秒
- 1分 能坐10秒
- 0分 在无支撑情况下无法坐10秒

4 由站到坐

指导语：请坐。

- 4 分 安全坐下，几乎不用手支撑
- 3 分 需要用手控制身体下降速度
- 2 分 需要用大腿后部靠在椅子上控制身体下降速度
- 1 分 能独立坐下但无法控制身体下降速度
- 0 分 需要他人帮助才能坐下

5 床椅转移

指导语：要求能从一个座位转移到邻近的另一个座位上坐下。您可以准备两把椅子（一把有扶手，一把没有扶手）或一张床和一把椅子。

- 4 分 能在手的微小辅助下安全转移
- 3 分 要用手辅助才能安全转移
- 2 分 能在口头提示和 / 或监护下转移
- 1 分 需要一人协助
- 0 分 需要两个人协助或监护才能安全转移

6 闭眼双足站立

指导语：请闭上眼睛，静止站立 10 秒。

- 4 分 能安全站立 10 秒
- 3 分 能在监护下站立 10 秒
- 2 分 能站立 3 秒
- 1 分 无法闭眼站立 3 秒但尚未跌倒
- 0 分 需要帮助来防止跌倒

7 双足并拢站立

指导语：双脚并拢站立，不要扶任何物体 / 人。

- 4 分 能独立并拢双脚并安全地站立 1 分钟
- 3 分 在有监护时，能独立并拢双脚站立 1 分钟

- 2 分 能独立并拢双脚站立，但不能保持 30 秒
- 1 分 需要帮助才能完全并拢双脚站立，但能保持 15 秒
- 0 分 需要帮助才能完全并拢双脚站立，且无法保持 15 秒

8 站立位上臂前伸

指导语：侧身靠墙站立，但不贴墙。将两侧手臂向前抬起至 90°，手指伸展，尽可能地向前伸。向前伸时手指不碰到尺子。当手臂呈 90° 时，评估员将尺子放在被测试者指尖的末端，在墙上记录初始位置。最后计算从初始位置到最前面的位置时手指到达的距离。

- 4 分 可以自信地向前伸展 25 厘米（10 英寸）
- 3 分 可以向前伸展 12 厘米（5 英寸）
- 2 分 可以向前伸展 5 厘米（2 英寸）
- 1 分 可以向前伸展但需要监护
- 0 分 在尝试向前伸展时失去平衡 / 需要外部辅助才能向前伸展

9 站立位从地板上取物

指导语：请拿起放在地上的你的足前方的鞋 / 拖鞋。

- 4 分 能够安全轻松地拿起鞋
- 3 分 能拿起鞋但需要监护
- 2 分 无法拿起但能在距离鞋 2 ~ 5 厘米的高度独立保持平衡
- 1 分 能尝试但无法拿起，需要监护
- 0 分 无法完成或需要他人帮助来防止失去平衡或跌倒

10 站立位转身向后看

指导语：站立位，下肢与肩同宽，保持不动，然后向左转身看向你的左肩。然后向右转身，看向你的右肩。可以给老年人随机指示一个位于他 / 她后方的物体，以鼓励其做更好的转身。

- 4 分 从两侧均能向后转，且身体重心转移良好
- 3 分 只能向一侧转，另一侧的重心转移不足

- 2分 只能转向一侧，但能保持平衡
- 1分 转身时需要有人监护
- 0分 需要他人帮助来防止失去平衡或跌倒

11 转身一周

指导语：原地 360° 转一圈，停，然后反向 360° 转一圈。

- 4分 两侧均能够在 4 秒或更短的时间内安全地旋转 360°
- 3分 只有一侧能够在 4 秒或更短的时间内安全地旋转 360°
- 2分 两侧均能做 360° 旋转，但是速度慢
- 1分 需要密切的监护或口头提示
- 0分 转圈的时候需要帮助

12 无支撑双足交替踏台阶 / 椅子

指导语：将一只脚抬起，放在台阶 / 椅子上，然后放下，换脚，如此交替，每只脚做 4 次。（注意：不是上下台阶的动作）

- 4分 能独立安全站立，并在 20 秒内完成 8 个步子
- 3分 能独立站立，并在 >20 秒内完成 8 个步子
- 2分 能在无人监护的情况下完成 4 个步子
- 1分 需要一点点帮助才能完成 >2 个步子
- 0分 需要帮助以防止跌倒，或无法完成

13 无支撑双足前后站立

指导语：将一只脚放在另一只脚的前面，足跟对足尖。如果不能将脚放在前面，尝试向前迈远一些，使前足足跟在后足足尖前面。（若要得 3 分，步长应超过后足的长度，步宽应接近平时的步宽。）

- 4分 能独立前后脚站立，并保持 30 秒
- 3分 能独立把脚放在前面，并保持 30 秒
- 2分 能独立迈小步并保持 30 秒
- 1分 需要帮助才能迈步但可以保持 15 秒
- 0分 行走或站立时失去平衡

14 单足站立

指导语：在无支撑状态下，尽可能地保持单腿站立。

- 4分 能独立抬腿并保持 10 秒以上
- 3分 能独立抬腿并保持 5 ~ 10 秒
- 2分 能独立抬腿并保持 3 ~ 5 秒（不含 5 秒）
- 1分 尝试抬起腿且无法保持 3 秒，但仍能保持独立站立
- 0分 无法完成，需要帮助以防止跌倒

注意事项

被测试者进行每个动作测试前，测试人员要进行示范，且在测试过程中注意保护被测试者。

数据参考

量表总分为 56 分，得分越高，说明平衡功能越好；不同得分对应的评估结果如表 9 所示。

表 9 Berg 平衡量表得分结果评定

得分	评估结果
41 ~ 56	可独立行走
21 ~ 40	需辅助行走
0 ~ 20	需使用轮椅

3.3 有氧能力评估测试方法

在日常生活中，长距离行走、上下楼梯、购物、旅游等活动都需要有氧能力，因此，评估老年人的有氧能力有着重要意义。

■ 6 分钟步行测试

6 分钟步行是反映和评估老年人身体有氧能力的方法之一。

▶ 测试准备

卷尺，4 把椅子，胶带，12 ～ 15 根木棍。测试前需进行简单热身和拉伸。

▶ 测试方法

按图 11 在地面上用胶带布置路线，四角可各放置一把椅子作为标志物；在 6 分钟内，用平时走路的方式绕着 50 米的场地尽可能快地走，中途可以休息，但计时不能停止；当走完一圈时（第二次经过起点），从起点拿一根木棍，便于最后统计圈数；记录步行的总距离（记录单位为米）。

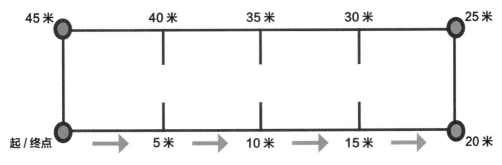

图 11　6 分钟步行场地线路图

▶ 注意事项

选择光线好的地方，地面要平坦防滑；场地四个角上的椅子可面向外侧放置，便于中途或测试后坐下休息；测试过程中旁人可给予语言上的鼓励；测试后需做拉伸和放松训练。

数据参考

步行距离越长，则有氧能力越强；不同年龄段老年人的数据正常范围参考值如表 10 所示。

表 10 6 分钟步行测试正常范围参考值

年龄段（岁）	步行距离（米）	
	男	女
60 ~ 69	512 ~ 672	457 ~ 649
70 ~ 79	430 ~ 622	398 ~ 562
80 ~ 89	347 ~ 553	311 ~ 494

2 分钟踏步测试

当场地、时间有限或天气状况不佳时，可以用 2 分钟踏步测试替代 6 分钟步行测试。2 分钟踏步也是反映老年人有氧能力的有效测试。

测试准备

秒表，计数器，彩色胶带。测试前需进行简单热身和拉伸，且可进行踏步动作的练习 1 ~ 2 次。每个人抬腿的目标高度要根据自身情况进行确定，具体确定方法是被测试者靠墙，测试人员参照目标高度（髂嵴到髌骨的中点，即大腿中部），把彩色胶带贴在被测试者的左腿和墙上做标记，测试时要求被测试者膝盖须抬高到此高度才算是正确动作，完成左右各 1 次正确动作记为 1 次踏步。

在听到"开始"口令后，被测试者开始按照目标高度进行原地踏步动作；当不能到达目标高度时，可减速或停下来休息，直到动作达到标准为止，但计时不停；最后记录在 2 分钟内完成的完整踏步次数。

注意事项 ▶

平衡能力较差的老年人应靠墙站、站在过道内或站在栏杆之间，方便给予保护。测试人员要时刻关注被测试者是否有过度劳累现象，测试可根据情况随时停止。被测试者应避免用力踏地板，以免产生膝盖疼痛。

数据参考 ▶

完成踏步次数越多，说明有氧能力越强；不同年龄段老年人的数据正常范围参考值如表 11 所示。

表 11　2 分钟踏步正常范围参考值

年龄段（岁）	踏步次数（次）	
	男	女
60 ~ 69	84 ~ 116	73 ~ 107
70 ~ 79	73 ~ 110	68 ~ 101
80 ~ 89	59 ~ 103	55 ~ 90

有氧能力评估结果较差的老年人可通过锻炼来提高有氧能力，例如慢跑、健身操、瑜伽等（见第 4 章 4.4）。有氧能力提高有利于改善心血管系统在运动中的供氧能力，具体表现为能进行更长时间的运动，或者再次进行同样强度和时间的运动时，个人的主观疲劳感降低。

第4章 老年人防跌倒的身体功能锻炼方法

如前文所述，造成老年人跌倒的因素很多，但每减少一种因素，跌倒的概率就会降低。研究显示，有规律的身体功能锻炼能增强老年人肌肉力量、柔韧性、平衡功能、步态稳定性，缩短反应时间，从而降低老年人跌倒的风险。因此，本章将重点从柔韧性锻炼、肌肉力量锻炼、平衡和协调锻炼、有氧锻炼及步态锻炼这五个方面介绍身体功能锻炼方法（见图 12）。

柔韧性锻炼　　肌肉力量锻炼　　平衡和协调锻炼　　有氧锻炼　　步态锻炼

图 12　身体功能锻炼的五种方法

在开始锻炼前，老年锻炼者可以根据第 3 章里提到的功能评估方法进行自我评估，在经过一段时间锻炼后，进行二次评估，并对比两次的评估结果是否有所提高。需要特别注意的是：

1 尽量穿运动服和运动鞋

2 选择安全平坦的场地进行锻炼

3 锻炼前做好热身活动

4 锻炼的时间段要避开饭后即刻、冬天的早晨等

5 锻炼过程中保持注意力集中，并且最好有人在旁照看

6 锻炼过程中保持稳定而深入的呼吸，一般采用发力时呼气，回到原位时吸气的呼吸模式

7 锻炼后要进行放松和拉伸

进行柔韧性锻炼可以增加关节活动度，减少身体代偿，从而预防跌倒，还可以减缓肌肉紧张程度，避免突然发力时（例如急停、疾跑等）拉伤肌肉或损伤关节。良好的动态平衡能力需要有较好的躯干和下肢柔韧性作为支撑，因此，本节主要介绍了针对下肢和躯干的拉伸动作，具体拉伸的肌肉包括臀肌、腘绳肌、股四头肌等下肢肌群，以及腹直肌等腹背部肌群。需要注意的是，本节介绍的拉伸动作主要为静态拉伸动作，拉伸时每个动作保持 15 ~ 30 秒即可。

下肢拉伸方法

坐位体前屈

扫一扫，视频同步学

动作目的 腘绳肌拉伸。

动作步骤 坐立于垫上，双膝伸直，后背挺直，双臂于耳侧向上伸直。以髋为轴，身体前倾，靠近双腿至感觉大腿后侧有拉伸感。

注意事项 拉伸时尽量保持双臂和双膝伸直，腰背挺直，有拉伸感即可，切忌过度拉伸。

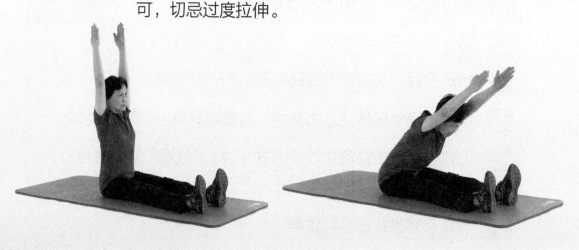

单腿坐位体前屈

扫一扫，视频同步学

动作目的 ▶ 腘绳肌拉伸。

动作步骤 ▶ 坐立于垫上，左膝伸直，右腿屈膝，脚掌抵于左大腿内侧。左脚脚尖回勾，后背挺直。身体前倾，手臂前伸接触左脚脚尖，感觉左大腿后侧有拉伸感。稍作停留后换另一侧重复同样的动作。

注意事项 ▶ 单侧拉伸时身体应朝向拉伸腿方向，拉伸侧大腿尽量伸直。

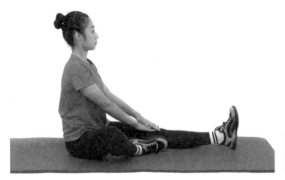 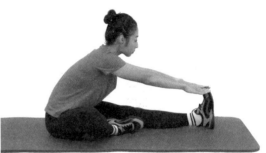

仰卧抱膝

扫一扫，视频同步学

动作目的 ▶ 臀肌拉伸。

动作步骤 ▶ 仰卧于垫上，双膝伸直，手臂自然放于身体两侧。屈右膝，双手环抱，使右膝尽量贴近腹部，感觉臀部后侧有拉伸感。

注意事项 ▶ 腿部放松，双手抱膝使大腿面被动地贴向腹部。

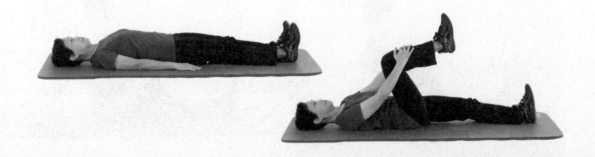

弓步拉伸

动作目的 ▶ 髂腰肌拉伸。

动作步骤 ▶ 站立位，左脚向前迈一大步，屈左膝使大腿与地面平行。屈右膝点地，脚背铺平，骨盆保持中立位。感觉腹股沟处有拉伸感，稍作停留后换另一侧重复同样的动作。

注意事项 ▶ 非拉伸侧腿向前迈一大步，与拉伸侧腿保持合适的距离，重心稍靠前。

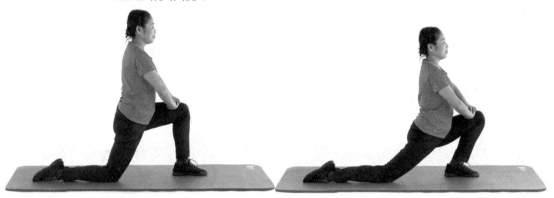

坐姿扭转

动作目的 ▶ 臀部拉伸。

动作步骤 ▶ 坐立于垫上，右腿伸直，屈左膝绕过右腿踩地，躯干向左旋转，右手肘与左膝外侧形成一个对抗的力，左手置于身体后方，感受臀部牵拉感。

注意事项 ▶ 脊柱向上延伸，旋转过程中动作要缓慢并达到最大范围。

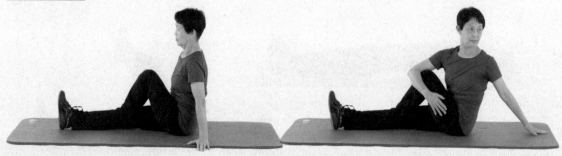

站立股四头肌牵伸

扫一扫，视频同步学

动作目的 ▶ 股四头肌拉伸。

动作步骤 ▶ 站立位，双脚打开与肩同宽或略宽于肩，双臂自然下垂或扶椅子，身体挺直。左腿支撑，右腿屈膝后伸，同侧手向后拉脚背直至有拉伸感。稍作停留后，换另一侧重复同样的动作。

注意事项 ▶ 保持身体稳定，不稳时另一侧手扶固定物（如椅子、墙壁等）。身体保持正直，髋关节朝向正前方。

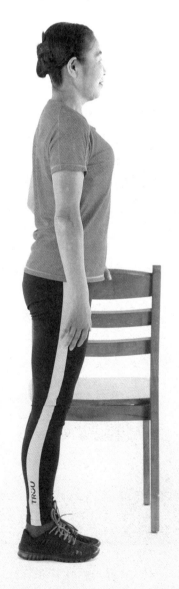

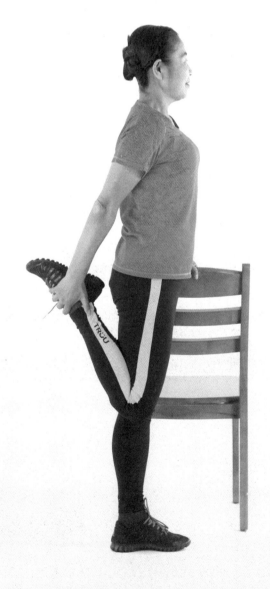

仰卧抱腿

扫一扫，视频同步学

动作目的 ▶ 梨状肌拉伸。

动作步骤 ▶ 仰卧于垫上，屈左膝踩地，右腿屈膝使右脚脚踝搭于左膝上方。双手环抱住左侧大腿后方，使大腿面尽量贴近身体，感觉臀部有拉伸感。换另一侧重复同样的动作。

注意事项 ▶ 被拉伸侧髋关节应处于大角度屈曲及充分外旋的情况下拉伸。

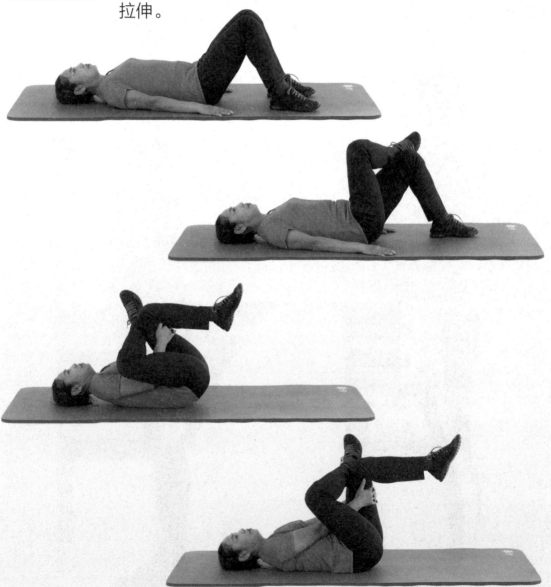

坐姿髋内收肌拉伸

动作目的 髋内收肌拉伸。

动作步骤 坐立于垫上，双腿分开到最大角度，膝盖伸直，脚趾回勾。双手握住一侧脚踝，身体前倾，感觉大腿内侧有拉伸感。

注意事项 双腿分开前倾时应注意幅度，不得引起过度疼痛。

扫一扫，视频同步学

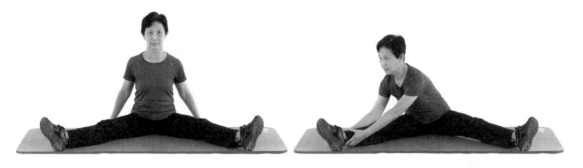

坐姿开髋

动作目的 髋内收肌群拉伸。

扫一扫，视频同步学

动作步骤 坐立于垫上，背部挺直，屈双膝，手握脚踝使两脚掌相对。双腿尽量向两侧打开，膝盖靠近地面，感觉大腿内侧有拉伸感。

注意事项 双膝向两侧尽量打开，双手抓脚可用前臂手肘将小腿压向地面。

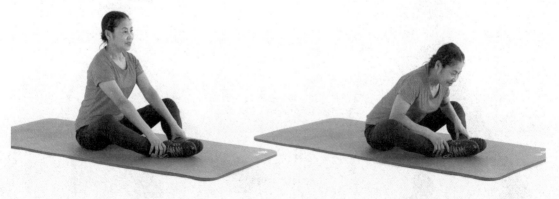

下犬式

扫一扫，视频同步学

动作目的 ▸ 小腿三头肌、腘绳肌拉伸。

动作步骤 ▸ 四点跪于垫上，双手分开略宽于肩，双脚并拢或与骨盆同宽。脚跟踩实地面，膝盖伸直，手撑地使臀向上，感觉腿部后侧有拉伸感。

注意事项 ▸ 高血压人群或年龄稍大者应抬头，避免头低位造成不适。

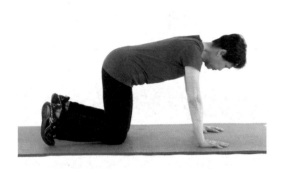
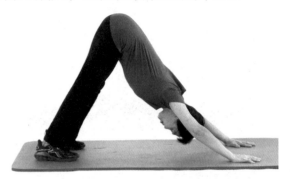

扶椅弓步拉伸

扫一扫，视频同步学

动作目的 ▸ 小腿三头肌拉伸。

动作步骤 ▸ 面朝墙壁，双手扶椅子，屈右膝，左腿向后撤一大步。两脚脚掌踩实地面，充分拉伸左腿小腿三头肌。

注意事项 ▸ 拉伸侧脚跟不要离开地面，被拉伸侧膝盖与脚尖朝向同一方向。

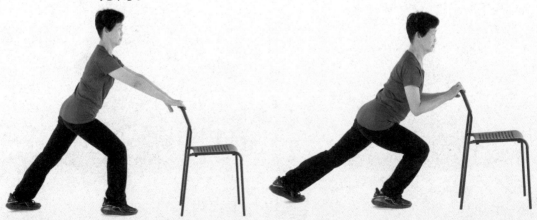

微蹲触脚尖

扫一扫，视频同步学

动作目的 ▶ 小腿三头肌拉伸。

动作步骤 ▶ 站立位左腿向前迈一小步，脚趾回勾。屈右膝，身体前倾，手臂前伸，尽量接触左脚脚尖，感觉小腿后侧有拉伸感。

注意事项 ▶ 身体前倾时注意重心后移，防止跌倒，脚尽量回勾加深拉伸强度。

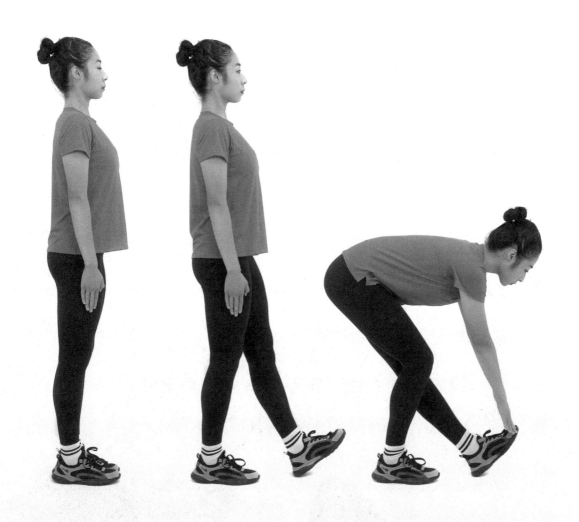

扫一扫，视频同步学

跪姿前伸

动作目的　背部肌肉拉伸。

动作步骤　跪立于垫上，臀坐于脚后跟上，身体前倾，手臂前伸，感觉背部有拉伸感。

注意事项　臀后坐，手臂前伸形成一个对抗的力充分拉伸，不得将过多压力置于膝关节，防止膝关节疼痛。

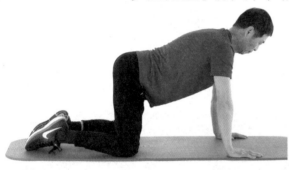

卧位扭转

动作目的　腹内外斜肌拉伸。

扫一扫，视频同步学

动作步骤　仰卧于垫上，屈髋屈膝，双脚踩地，双手水平展开放于地面。双腿带动骨盆向左侧扭转，目视上方，感受躯干的扭转拉伸。稍作停留后换另一侧重复同样的动作。

注意事项　扭转过程中动作要缓慢并达到最大范围。

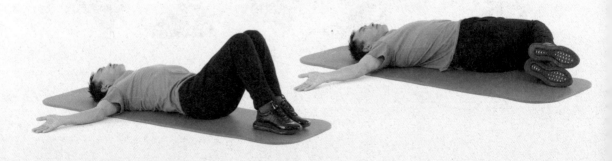

站立后仰

扫一扫，视频同步学

动作目的 ▶ 腹直肌拉伸。

动作步骤 ▶ 站立位双脚打开与肩同宽或略宽于肩，双手叉腰，身体挺直。手臂保持不动，抬头，身体后仰，感觉身体前侧有拉伸感。

注意事项 ▶ 站立后仰时避免重心过度向后造成跌倒，注意保护。

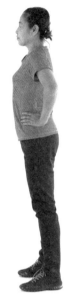
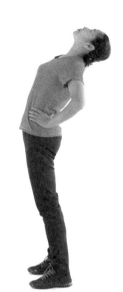

眼镜蛇式

扫一扫，视频同步学

动作目的 ▶ 腹直肌拉伸。

动作步骤 ▶ 俯卧于垫上，前额着地，双手位于头部两侧，膝盖伸直，脚背铺平。手推地伸直肘关节，上半身离开地面，抬头目视前方，感觉腹部前侧有拉伸感。

注意事项 ▶ 上半身延展，向前向上抬起，避免对腰椎造成过多压力而导致腰痛。也可用前臂支撑地面，降低拉伸幅度。

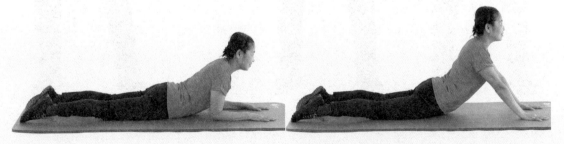

左右侧弯

扫一扫，视频同步学

动作目的 ▶ 腹内外斜肌拉伸。

动作步骤 ▶ 站立位双手垂于两侧，左手臂上举，手臂带动躯干向右侧屈，感觉身体左侧有拉伸感。稍作停留后换另一侧重复同样的动作。

注意事项 ▶ 拉伸时双脚分开保持重心稳定，手臂避免向前，应向上置于耳朵旁。

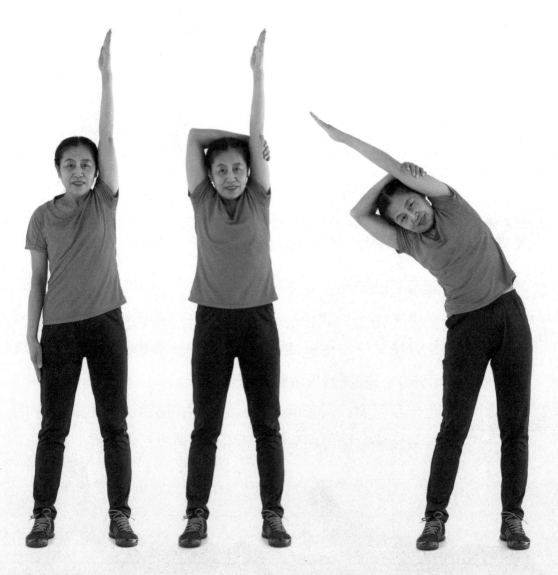

4.2 防跌倒肌肉力量锻炼方法

如2.1所述，加强下肢和核心肌群的力量对预防老年人跌倒非常重要。肌肉力量锻炼能够提升老年人的骨骼质量，预防骨质疏松，还能增加肌肉力量，加强关节保护，从而预防跌倒。肌肉力量锻炼应遵循循序渐进的原则，在安全有效的前提下尽可能加强主要肌群的锻炼，然后通过提高动作的难度和执行速度来逐渐增强锻炼效果。

下肢肌肉力量锻炼方法

后文将介绍三类难度递增的提高下肢肌肉力量的方法：静态、动态和器械抗阻力量锻炼。动态和器械抗阻力量锻炼有一定难度，建议老年人先从静态锻炼开始，当肌肉力量得到提高，完成静态锻炼时自我感觉难度较小或毫不费力时，再开始动态锻炼，然后再进阶到器械抗阻锻炼。注意，老年人在完成器械抗阻锻炼时，需有人在旁照看，选择器械的时候也要量力而行。循序渐进才能保证力量锻炼安全有效。

静态下肢力量锻炼方法

坐姿伸膝保持

扫一扫，视频同步学

动作目的	增加股四头肌肌肉力量。
动作步骤	坐于椅子上，后背挺直，可以在近腘窝处下方垫毛巾卷（便于抬高大腿）。大腿发力伸直右膝。保持 30 ~ 60 秒，再还原至初始姿势。
注意事项	脚背回勾，伸膝时感受大腿股四头肌收缩发力。

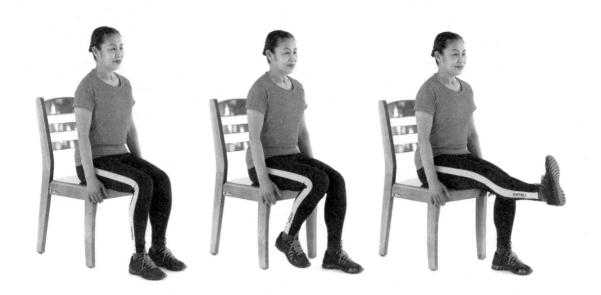

侧卧抬腿保持

扫一扫，视频同步学

动作目的　增加臀中肌肌肉力量。

动作步骤　侧卧于垫上，躯干与腿呈一条直线。头部枕于瑜伽砖上，下侧手臂平放于地面上并与躯干垂直，上侧手叉腰。上侧腿向上抬起至最大幅度。保持 30 ~ 60 秒，再还原至初始姿势。

注意事项　骨盆保持中立位，抬腿时不得出现前后晃动，每一次抬腿时感受臀部肌肉发力。

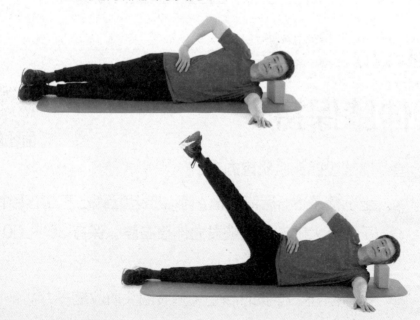

屈膝微蹲保持

动作目的 ▶ 增加股四头肌、腘绳肌、臀部肌群肌肉力量。

动作步骤 ▶ 双脚分开站立，间距略宽于双肩，身体保持直立。臀部下蹲四分之一，双膝微屈，双脚踩实地面。保持 30 ~ 60 秒，再还原至初始姿势。

注意事项 ▶ 微蹲时膝盖不超过脚尖，且不得内扣。

扫一扫，视频同步学

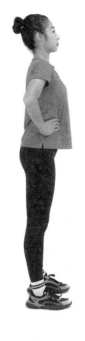
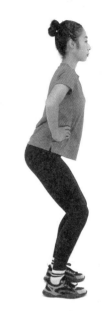

屈膝半蹲保持

动作目的 ▶ 增加股四头肌、腘绳肌、臀部肌群肌肉力量。

动作步骤 ▶ 双脚分开站立，间距略宽于双肩，身体保持直立。臀部下蹲一半，双膝弯曲，重心后移，双脚踩实地面。保持 30 ~ 60 秒，再还原至初始姿势。

注意事项 ▶ 半蹲时找到臀部向后坐的感觉，不得出现膝内扣。

扫一扫，视频同步学

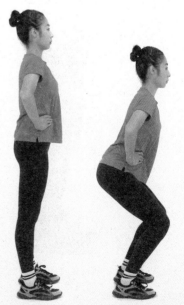

单腿站立

扫一扫，视频同步学

动作目的 ▶ 增加股四头肌、腘绳肌、臀部肌群肌肉力量。

动作步骤 ▶ 双手于胸前交叉或侧平举，在平稳的地面上保持单腿平衡。身体直立，保持 30 ~ 60 秒，再还原至初始姿势。

注意事项 ▶ 单腿站立平衡较双腿站立难度更大，保持平衡时应注意骨盆中正，身体不要歪斜。年龄偏大且平衡能力较差的老年人应在保护下进行单腿练习。

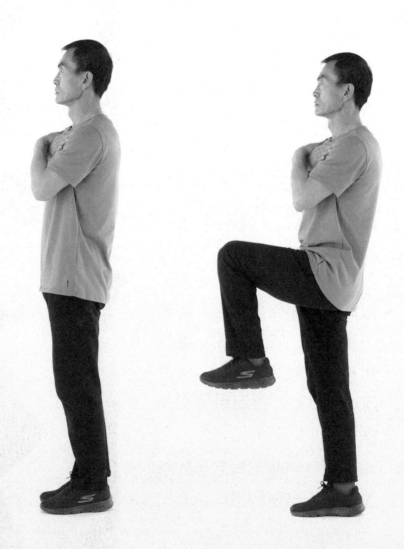

侧卧抬腿

动作目的 增加臀中肌肌肉力量。

动作步骤 侧卧于垫上，躯干与腿呈一条直线。头部枕于瑜伽砖上，下侧手臂平放于地面上并与躯干垂直，上侧手叉腰。上侧腿向上抬起至最大幅度。稍作停留后还原初始姿势，并重复同样的动作多次。

注意事项 骨盆保持中立位，抬腿时不得出现前后晃动，每一次抬腿感受臀部肌肉发力。

扫一扫，视频同步学

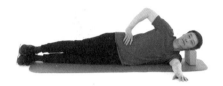

坐姿伸膝

动作目的 增加股四头肌肌肉力量。

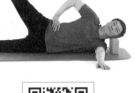
扫一扫，视频同步学

动作步骤 坐于椅子上，后背挺直，可以在近腘窝处下方垫毛巾卷。大腿发力伸直右膝。稍作停留，再还原到初始姿势，换另一侧重复同样的动作。

注意事项 脚背回勾，每一次伸膝时感觉大腿股四头肌收缩发力。

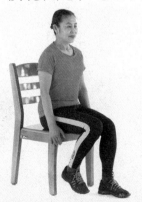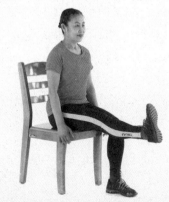

瑞士球抬腿

动作目的 ▶ 增加股四头肌、屈髋肌群、腹直肌肌肉力量。

扫一扫，视频同步学

动作步骤 ▶ 平躺于垫上，双脚夹紧瑞士球两侧，双手平放在地面上，位于髋部两侧。双膝伸直，慢慢将球向上举起，直到双腿伸直。双膝弯曲，慢慢将球放置于地面上。

注意事项 ▶ 髋内收肌用力收缩夹紧瑞士球，双腿上抬至腿垂直于地面，上抬过程中避免过度憋气。

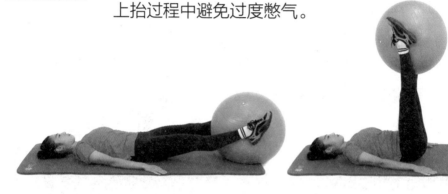

坐姿蚌式练习

动作目的 ▶ 增加臀中肌肌肉力量。

扫一扫，视频同步学

动作步骤 ▶ 坐在椅子上，后背挺直，双膝并拢，双脚稍稍打开，双手放在双膝上。保持上身挺直，双脚位置不变，双膝向两侧打开至最大幅度。稍作停留后还原初始姿势。重复同样的动作。

注意事项 ▶ 骨盆保持中立位，双膝打开时不得出现前后晃动，也可在膝关节处放置迷你带/弹力带来增加阻力。

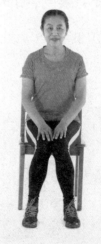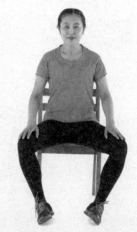

瑞士球脚后跟回拉

扫一扫，视频同步学

动作目的 ▶ 增加腘绳肌、屈髋肌群肌肉力量。

动作步骤 ▶ 平躺于垫上，双腿伸直，小腿紧靠瑞士球上，双手平放于地面，位于髋部两侧。向胸部方向弯曲双膝，慢慢将球向髋部方向滚动。再缓慢将球向反方向滚动，直至双膝伸直。

注意事项 ▶ 在保护下完成初始姿势，脚后跟回拉时避免球左右晃动失去平衡。

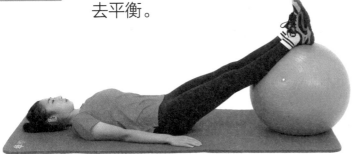

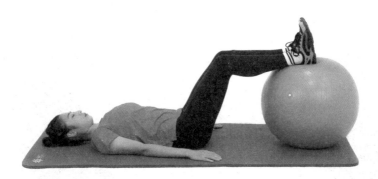

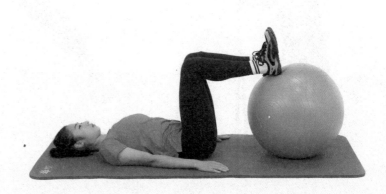

站姿扶椅髋外展

扫一扫，视频同步学

动作目的▶ 增加臀中肌肌肉力量，并增加单腿支撑的平衡能力。

动作步骤▶ 站立于椅子后方，双手扶住靠背，保持身体稳定。左腿稳定，右腿平行向外打开。稍作停留，再还原到初始姿势，换另一侧重复同样的动作。

注意事项▶ 向旁侧摆腿时注意髋关节不得出现前屈或后伸，应在中立位上直接外展，支撑腿保持稳定，双手扶椅防止跌倒。

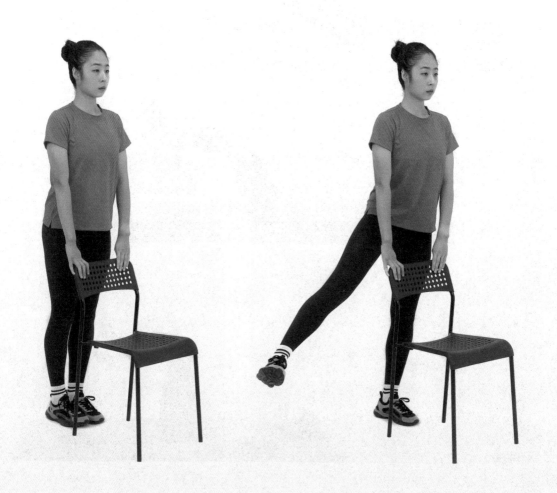

站姿扶椅腿后伸

动作目的 增加臀大肌、腘绳肌肌肉力量。

动作步骤 侧身站立于椅子后方，双手扶住靠背，保持身体稳定。右腿稳定，左腿尽量向后伸展。稍作停留，再还原到初始姿势，换另一侧重复同样的动作。

注意事项 身体保持直立，腿部直接向后伸展，单手扶椅子防止跌倒。

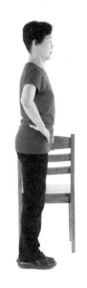
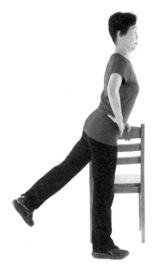

扫一扫，视频同步学

站姿提踵

动作目的 增加腓肠肌、比目鱼肌肌肉力量。

动作步骤 身体直立，双脚略微分开，脚尖朝前，单手扶椅。眼睛平视前方，背部挺直，重心放在双脚前脚掌。缓慢抬起脚跟，脚趾受力，膝盖伸直，小腿肌肉紧绷。缓慢放下脚跟，回到初始姿势。

注意事项 提踵时双手可扶椅子以保持平衡防止跌倒，提踵向上时脚后跟直线向上，避免外撇造成踝扭伤。

扫一扫，视频同步学

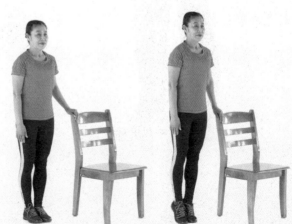

徒手深蹲

扫一扫，视频同步学

动作目的 ▶ 增加臀大肌、股四头肌肌肉力量。

动作步骤 ▶ 站立位两脚分开，与髋部同宽，双腿保持平行。吸气缓慢下蹲，直到大腿与地面平行。呼气缓慢伸直双膝和髋部，背部挺直向上。

注意事项 ▶ 深蹲时避免出现膝内扣，背部挺直，臀部向后向下，感受大腿与臀部的发力，避免将力压于膝关节处造成膝痛。

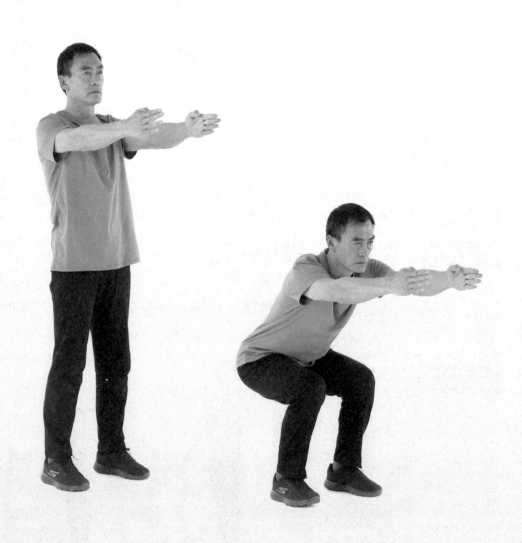

向前交替箭步蹲

扫一扫，视频同步学

动作目的 ▶ 增加臀肌、股四头肌肌肉力量。

动作步骤 ▶ 站立位双脚分开与肩同宽，双手叉腰，身体挺直。右腿向前方迈出，然后双腿弯曲，身体下降直至前侧大腿与地面平行，左膝盖几乎接触地面。左腿发力蹬地，带动身体上升回到直立姿势，换另一侧重复同样的动作。

注意事项 ▶ 下蹲时，身体保持直立，膝盖不要内扣。如果感觉身体不稳，可双手扶椅子防止跌倒。

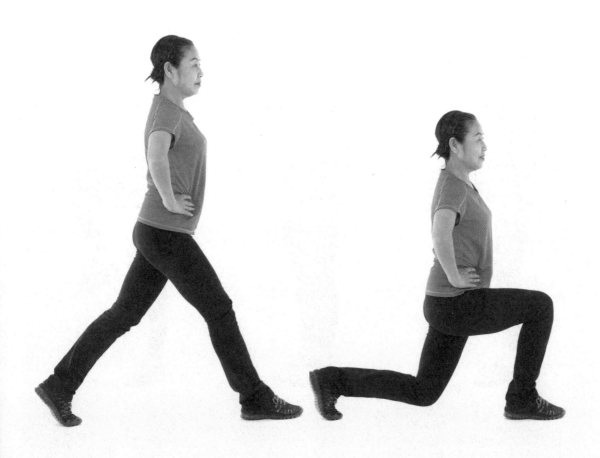

交替抬腿

动作目的 增加臀肌、股四头肌肌肉力量。

动作步骤 站立位两脚分开，手臂自然下垂，身体挺直。身体微向前倾，右臂前摆，左臂后摆，快速抬起左腿，屈髋屈膝至与地面大致平行。还原初始姿势，换另一侧重复同样的动作。

注意事项 可先微抬腿，逐步增加抬腿高度，抬起时注意身体应微向前倾，避免重心向后造成跌倒或不稳。

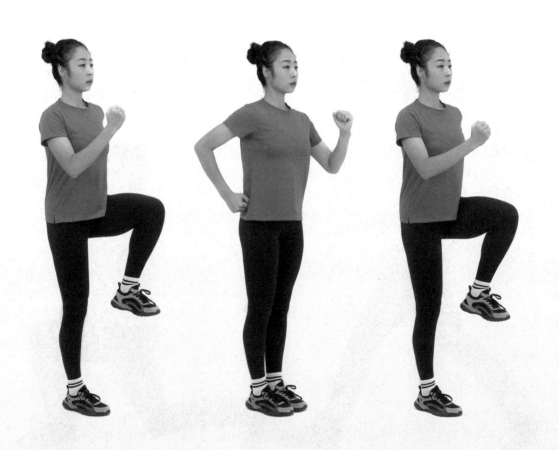

侧弓步蹲

扫一扫，视频同步学

动作目的 ▶ 增加阔筋膜张肌等外侧肌群肌肉力量。

动作步骤 ▶ 双手水平伸直。双脚分开约一条腿的距离，屈右膝，左膝伸直，后背挺直，抬头。伸直右膝，屈左膝，换另一侧弓步蹲。左右交替完成后，缓慢回到初始姿势。

注意事项 ▶ 注意左右侧弓步蹲时后背挺直，屈膝下蹲时避免膝内扣。

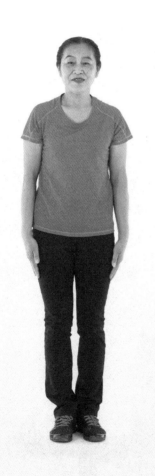
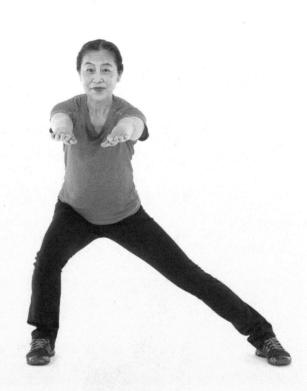

踝关节旋转

动作目的 增加踝关节灵活性及周围小肌群力量。

动作步骤 舒适地坐在椅子上，双脚着地。抬起左脚，顺时针转动脚踝，随后逆时针转动脚踝，左右交替进行。

注意事项 转动脚踝时应缓慢，感受踝关节周围小肌群发力，转动时应尽量向远处，尽可能画大圈。

扫一扫，视频同步学

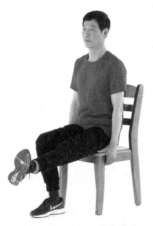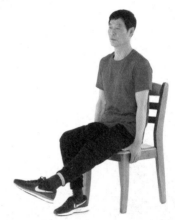

踝关节勾伸

动作目的 增加足趾关节背屈肌和跖屈肌力量。

扫一扫，视频同步学

动作步骤 舒适地坐在椅子上，双脚着地。右膝伸直上抬，右脚勾脚，随后绷脚。还原初始姿势，换另一侧重复同样的动作。

注意事项 非锻炼侧的脚要始终保持与地面接触。

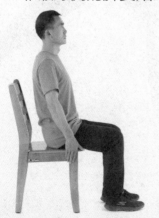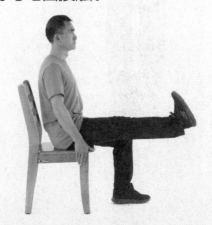

抓毛巾

扫一扫，视频同步学

动作目的 改善足底肌群，增加足趾屈肌力量，提高足弓。

动作步骤 站立位两脚分开，双手叉腰，右脚踩于毛巾上。脚趾完全分开，抓住毛巾拉向足跟，足底中间尽量向上拱起，稍作停留后缓慢放松，换另一侧重复同样的动作。

注意事项 脚趾拉向后方时脚后跟不得离开地面，也不应过分倾斜。

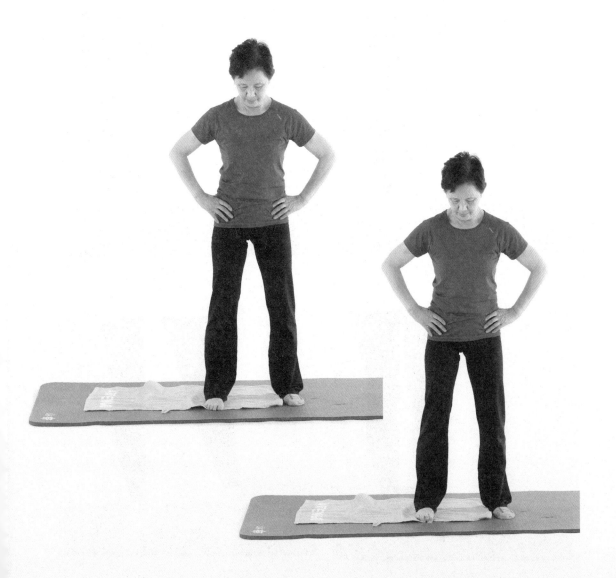

拾弹珠

扫一扫，视频同步学

动作目的 ▶ 改善足趾的灵活性，增强足底肌群力量。

动作步骤 ▶ 身体直立，双脚站在垫上，垫上放置数颗弹珠，弹珠旁放置一空容器。用脚趾拾起一个弹珠，将弹珠缓慢移动放入空容器内，左右脚交替进行。

注意事项 ▶ 将弹珠放入容器时足趾应充分屈伸，屈曲夹住弹珠，再充分伸展释放弹珠。

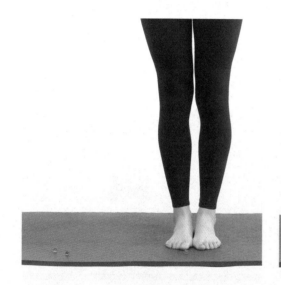
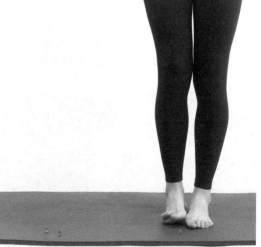
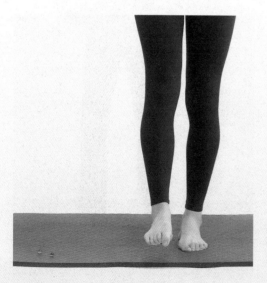
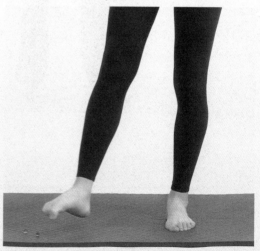

侧卧外展弹力带抗阻

扫一扫，视频同步学

动作目的 ▶ 增加臀中肌肌肉力量。

动作步骤 ▶ 将弹力带套在膝关节上方，侧卧于垫上，足跟、臀部和躯干在一条直线上。头部枕于下侧手臂上，上侧手支撑于胸前或扶髋。上侧腿外展至最大幅度。稍作停留后还原初始姿势。

注意事项 ▶ 骨盆保持中立位，髋关节外展时不得出现前后晃动。

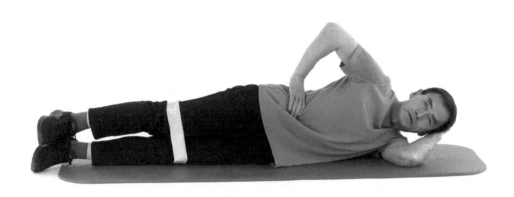

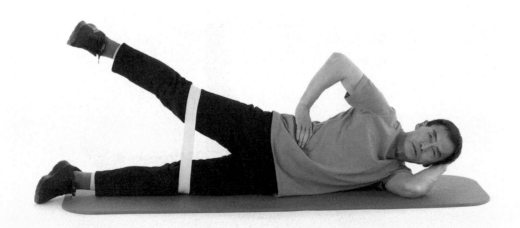

直腿抬高弹力带抗阻

动作目的 增加股直肌肌肉力量。

动作步骤 将弹力带套在右腿足踝处，仰卧于垫上，双手自然放于身体两侧。右腿向上抬起至最大幅度。稍作停留后还原初始姿势，换另一侧重复同样的动作。

注意事项 直腿抬高时保持膝关节伸直。

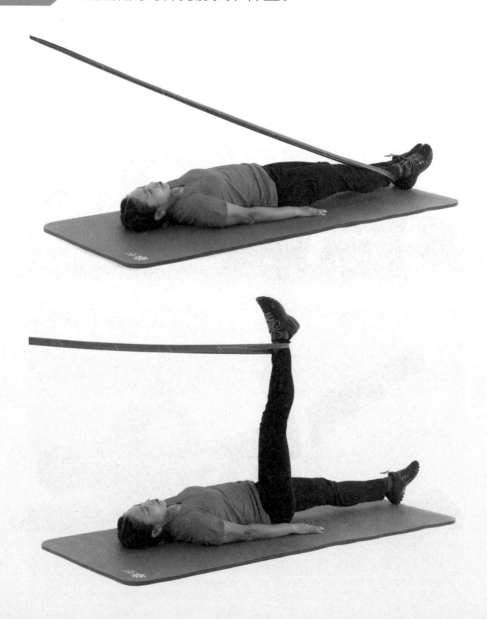

站姿弹力带腿后伸抗阻

动作目的 ▶ 增加臀大肌、腘绳肌肌肉力量。

动作步骤 ▶ 身体前方固定处绑一弹力带，右腿支撑稳定，左脚套入弹力带中，向后伸展进行抗阻练习。稍作停留，再还原到初始姿势，换另一侧重复同样的动作。

注意事项 ▶ 身体保持直立，腿部直接向后伸展，可双手扶椅子防止跌倒。

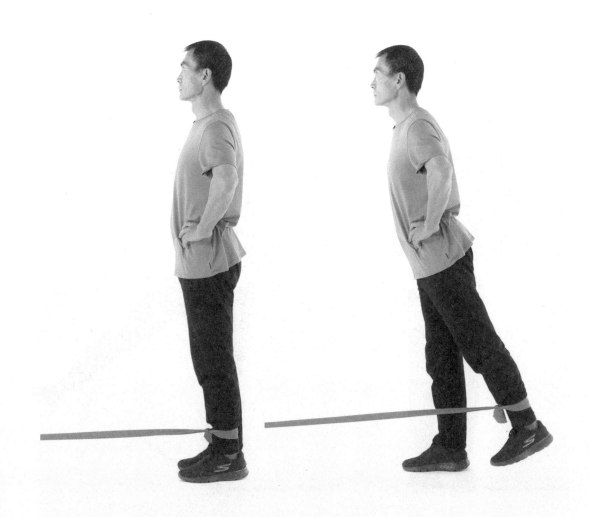

站姿弹力带髋外展抗阻

扫一扫，视频同步学

动作目的 ▶ 增加臀中肌肌肉力量，并增加单腿支撑的平衡能力。

动作步骤 ▶ 身体侧方固定处绑一弹力带，右腿支撑稳定，左脚套入弹力带中，向外侧外展进行抗阻练习。稍作停留，再还原到初始姿势，换另一侧重复同样的动作。

注意事项 ▶ 向旁侧摆腿时注意髋关节不得出现前屈或后伸，应在中立位上直接外展，支撑腿保持稳定，可双手扶椅子防止跌倒。

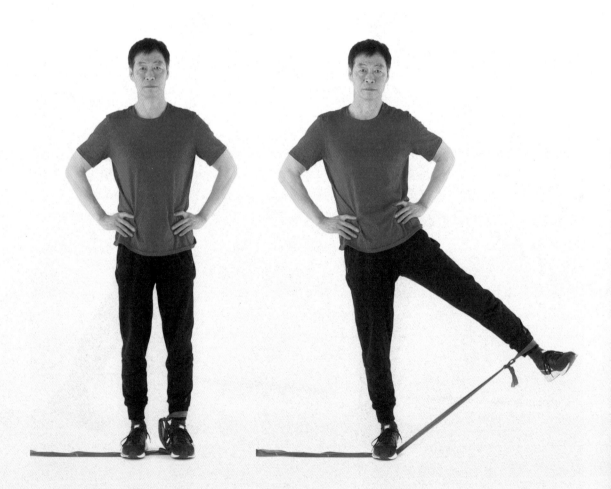

站姿弹力带髋内收抗阻

扫一扫，视频同步学

动作目的 增加臀中肌肌肉力量，并增加单腿支撑的平衡能力。

动作步骤 身体侧方固定处绑一弹力带，左腿支撑稳定，右脚套入弹力带中，向内侧内收进行抗阻练习。稍作停留，再还原到初始姿势，换另一侧重复同样的动作。

注意事项 向旁侧摆腿时注意髋关节不得出现前屈或后伸，应在中立位上直接内收，支撑腿保持稳定，可双手扶椅子防止跌倒。

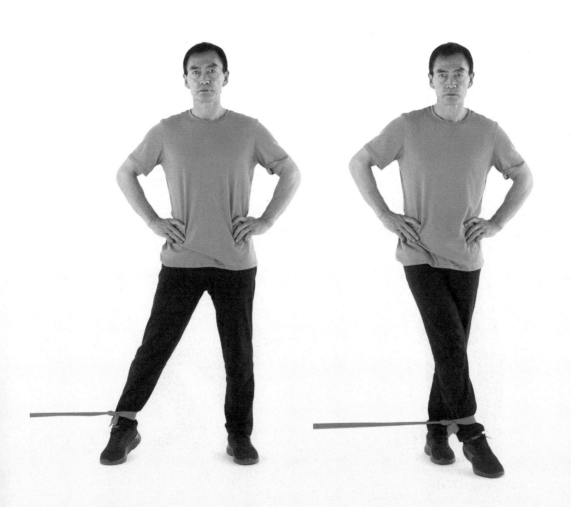

弹力带深蹲

扫一扫，视频同步学

动作目的 增加臀肌、股四头肌肌肉力量。

动作步骤 双脚分开，踩实于弹力带上，间距略宽于双肩距离，保持直立姿势。双手握住弹力带手柄，保持弹力带紧绷。然后保持上身姿势不变，屈膝，屈髋，深蹲，直至大腿约平行于地面，稍作停留，再缓缓回到初始姿势。

注意事项 避免膝内扣，蹲起时大腿及臀部发力。

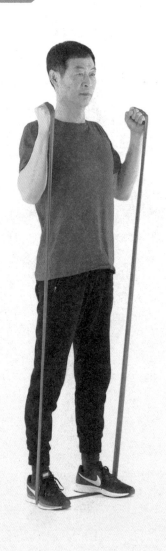
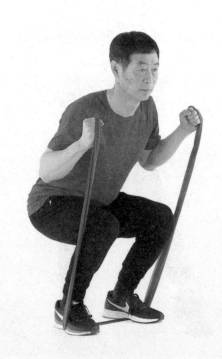

哑铃深蹲

扫一扫，视频同步学

动作目的 增加臀肌、股四头肌肌肉力量。

动作步骤 站立位双手正握哑铃，两脚分开，与髋部同宽，双腿保持平行。吸气缓慢下蹲，直到大腿与地面平行。呼气缓慢伸直双膝和髋部，背部挺直向上。

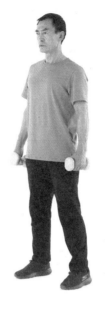

注意事项 避免膝内扣，蹲起时匀速发力，避免突然起身导致哑铃撞到身体。

哑铃硬拉

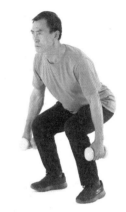

扫一扫，视频同步学

动作目的 增加竖脊肌、臀肌、股四头肌、腘绳肌肌肉力量。

动作步骤 双手正握哑铃，双臂伸直。双脚分开与髋同宽，双膝和髋关节屈曲，后背挺直，抬头。伸直双膝、髋关节以及躯干，缓慢起立至站直。缓慢回到初始姿势，将哑铃放置于地面。

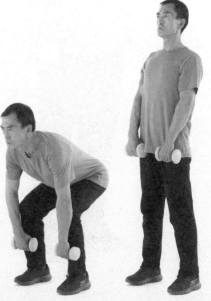

注意事项 注意区分硬拉与深蹲动作，硬拉是以髋关节为主导的下肢运动。

负重哑铃向前交替箭步蹲

动作目的 ▶ 增加股四头肌、腘绳肌、臀肌肌肉力量。

扫一扫，视频同步学

动作步骤 ▶ 站立位双脚分开，与髋同宽。双手正握哑铃，掌心朝向大腿外侧。左腿向前方迈出，然后双腿弯曲，身体下降直至左腿大腿与地面平行，右膝盖几乎接触地面。 右腿发力蹬地，带动身体上升回到直立姿势，换另一侧重复同样的动作。

注意事项 ▶ 双腿前后处于合适位置下蹲，且下蹲时后侧腿腹股沟处有轻微拉伸感，前侧腿避免膝内扣，腿部用力直立起身。

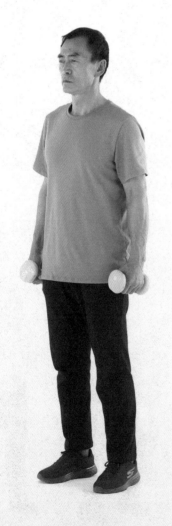

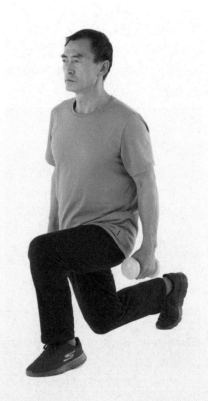

哑铃侧弓步

扫一扫，视频同步学

动作目的 ▶ 增加阔筋膜张肌等外侧肌群肌肉力量。

动作步骤 ▶ 双手正握哑铃，双臂伸直。双脚分开约一条腿的距离，屈右膝，左膝伸直，后背挺直，抬头。伸直右膝，屈左膝，换另一侧弓步蹲。左右交替完成后，缓慢回到初始姿势，将哑铃放置于地面。

注意事项 ▶ 注意左右侧弓步蹲时后背挺直，屈膝下蹲时避免膝内扣。

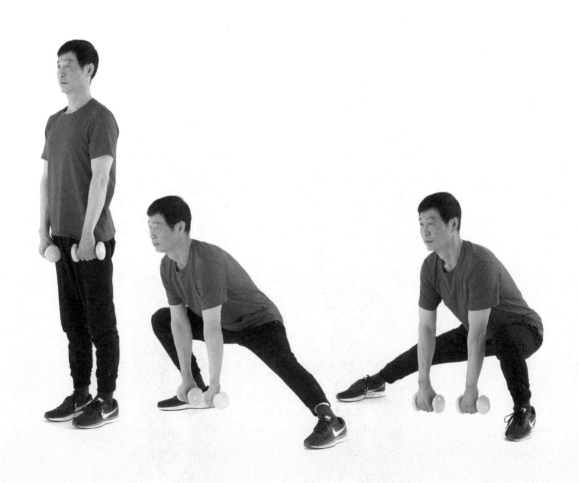

哑铃提踵

动作目的 ▶ 增加腓肠肌、比目鱼肌肌肉力量。

动作步骤 ▶ 身体直立，双手正握哑铃，掌心朝向大腿外侧，双脚分开，与髋同宽。眼睛平视前方，背部挺直，重心放在双脚前脚掌。缓慢抬起脚跟，脚趾受力，膝盖伸直。缓慢放下脚跟，回到初始姿势。

注意事项 ▶ 提踵向上时脚后跟尽量垂直向上，避免外撇造成踝扭伤。

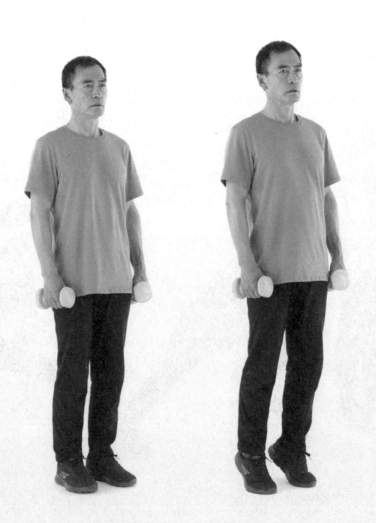

哑铃登阶

动作目的 ▶ 增加竖脊肌、臀肌、股四头肌、腘绳肌肌肉力量。

动作步骤 ▶ 站立位于踏板前，双脚分开与髋部同宽，正握哑铃使掌心朝向大腿外侧。眼睛平视前方，背部挺直，右脚先踏上踏板，再左脚踏上。右脚先放在地面，再收回左脚。站在地面上后重复另一侧进行练习。

注意事项 ▶ 选择合适的高度进行台阶练习，登阶向上时重心前移避免跌倒。

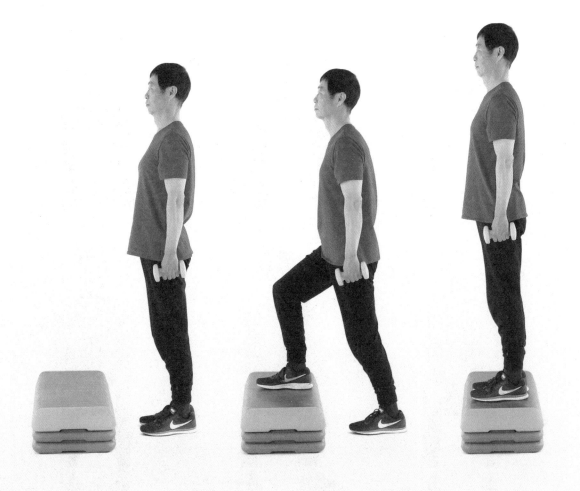

踝关节内外翻抗阻

扫一扫，视频同步学

动作目的 增加踝关节内翻、外翻肌群力量。

动作步骤 舒适地坐在椅子上，双脚着地，旁边固定处绑一弹力带。抬起右脚，将前脚掌套入弹力带中，进行踝关节抗阻内翻、外翻练习，左右腿交替进行。

注意事项 选择合适阻力的弹力带进行抗阻力量练习，进行内、外翻练习时注意调整弹力带的方向。

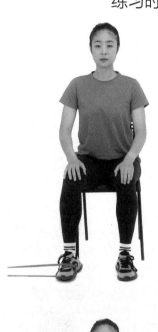
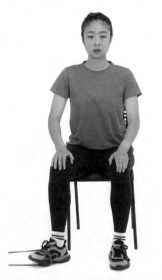
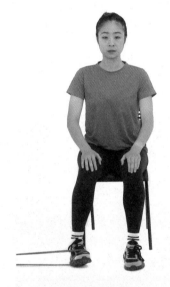

抗阻内翻

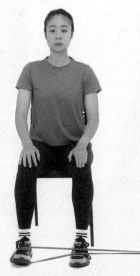
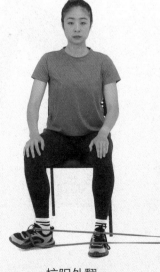
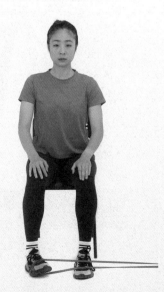

抗阻外翻

踝关节背屈抗阻

扫一扫，视频同步学

动作目的 ▶ 增加踝关节胫骨前肌等肌群力量。

动作步骤 ▶ 坐在舒适的地方，右脚前脚掌套入弹力带中。将弹力带拉向远离身体的方向，进行踝关节背屈抗阻练习，左右踝关节交替进行。

注意事项 ▶ 选择合适弹力带阻力进行抗阻力量练习，练习时动作不应过快。

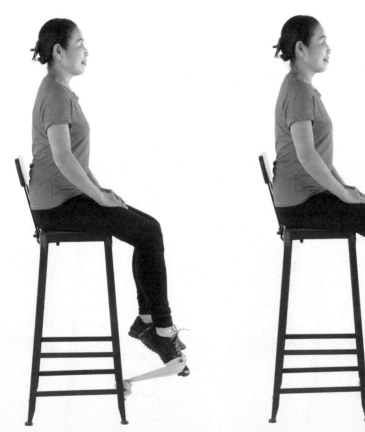

踝关节跖屈抗阻

扫一扫，视频同步学

动作目的 ▶ 增加踝关节小腿三头肌肌群力量。

动作步骤 ▶ 坐在舒适的地方，将右脚前脚掌套入弹力带中，将弹力带拉向靠近身体的方向，进行踝关节跖屈抗阻练习，左右踝关节交替进行。

注意事项 ▶ 选择合适弹力带阻力进行抗阻力量练习，练习时动作不应过快。

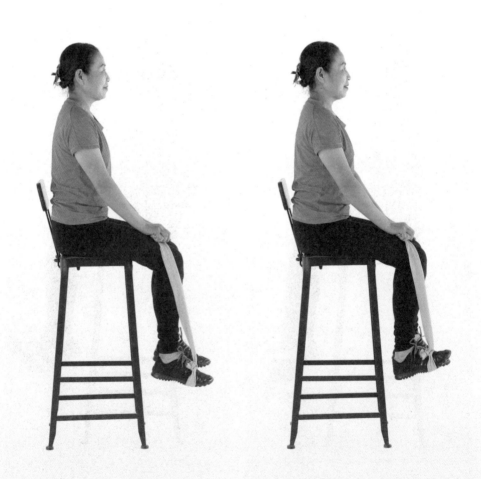

◀ 下肢爆发力锻炼方法 ▶

爆发力是指短时间内快速产生最大力量的能力。日常生活中的从椅子上站起来、爬楼梯以及被绊倒后恢复身体平衡都是爆发力的体现。下面将针对老年人爆发力的特点介绍一些简单的提高爆发力的锻炼方法。

椅子快速站立

扫一扫，视频同步学

动作目的 ▶ 提高下肢爆发力。

动作步骤 ▶ 坐在椅子上，两脚分开，与髋部同宽。背部绷直。下肢蹬地发力，带动身体快速上升至直立姿势。再缓慢下降坐到椅子上。

注意事项 ▶ 站立时背部挺直，膝盖不要内扣。

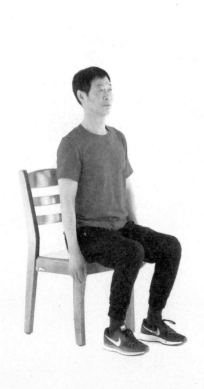
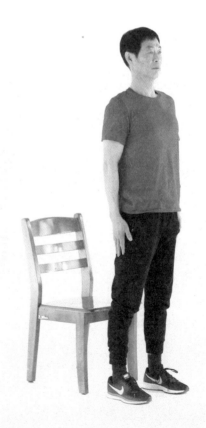

快速高抬腿

扫一扫，视频同步学

动作目的 ▶ 提高下肢爆发力。

动作步骤 ▶ 站立位两脚分开，手臂自然下垂，身体挺直。身体微前倾，右臂前摆，左臂后摆，快速抬起左腿，屈髋屈膝至大腿与地面大致平行。还原初始姿势，换另一侧重复同样的动作。

注意事项 ▶ 可先微抬腿，逐步增加抬腿高度，抬起时注意身体应微前倾，避免重心向后造成跌倒或不稳。

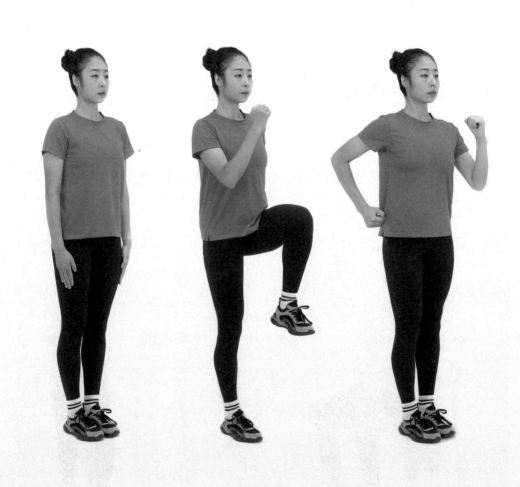

跳绳

扫一扫，视频同步学

动作目的 ▶ 提高下肢爆发力。

动作步骤 ▶ 身体直立，双脚并拢。根据个人身高调节好绳子的长短，即以一脚踩住绳子中间，两臂屈肘将小臂抬平，绳子被拉直即为适合的长度。跳绳时要用前脚掌起跳和落地。手向前摇时，大臂靠近身体两侧，肘稍外展，用手腕发力做外展内旋运动，使双手在体侧做画圆动作。每摇动一次，绳子从地面经身后向上向下回旋一周。

注意事项 ▶ 站立时背部挺直。跳绳时膝盖不要内扣，用前脚掌起跳和落地，不要用全脚掌或脚跟落地，同时呼吸要自然有节奏。

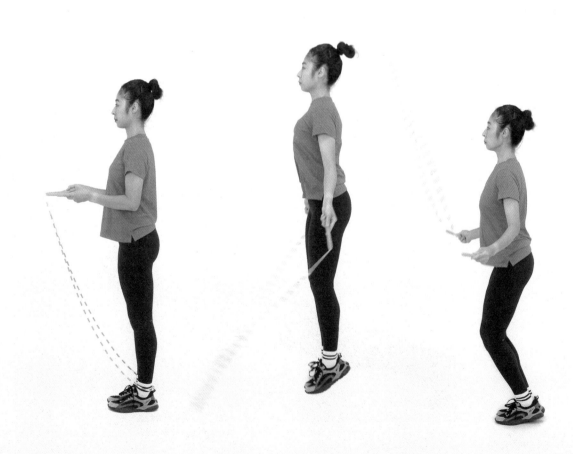

核心肌肉力量锻炼方法

　　核心肌肉主要指腰腹和背部肌肉。保持良好的核心肌肉力量对于在突发的不稳定情境中维持身体平衡十分重要。下面将从静态核心力量锻炼、动态核心力量锻炼和器械抗阻核心力量锻炼 3 个方面介绍提高核心肌群力量的锻炼方法。

静态核心力量锻炼方法 ·

平板支撑

扫一扫，视频同步学

动作目的 增加腹直肌、腹横肌肌肉力量。

动作步骤 俯卧于垫上，双手撑地，脚尖着地，躯干向上抬离地面。收紧腹部，背部挺直，躯干与腿呈一条直线。稍作停留后还原初始姿势。

注意事项 双肘位于双肩的正下方，向上撑起使背部饱满。腹部核心收紧，避免塌腰。

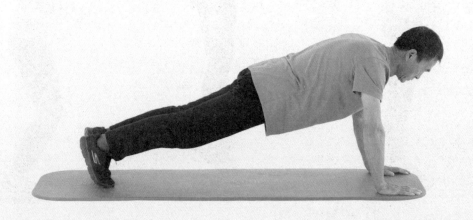

静态臀桥

动作目的 ▶ 增加背肌、臀肌肌肉力量。

动作步骤 ▶ 仰卧于垫上，双臂自然放在身体两侧，屈膝、伸髋，脚尖勾起，脚跟支撑。臀部收紧，并由臀大肌、腘绳肌收缩发力上抬臀部，使肩、躯干、髋关节、膝关节在一条直线上。保持该姿势稍作停留，随后还原初始姿势。

注意事项 ▶ 背部、臀部、大腿后侧发力抬起，避免过度憋气。不要耸肩，双肩手臂贴紧地面。

扫一扫，视频同步学

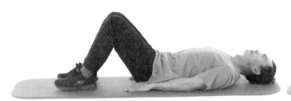
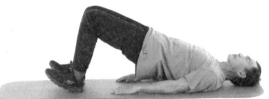

静态侧撑

扫一扫，视频同步学

动作目的 ▶ 增加内外斜肌肌肉力量。

动作步骤 ▶ 侧卧于垫上，屈肘 90° 支撑于地面，脚侧面着地，抬离躯干向上离开地面。收紧腹部，背部挺直，躯干与腿呈一条直线。稍作停留后还原初始姿势。

注意事项 ▶ 臀部不要下落，尽量向上保持躯干与腿部在同一直线上，若感觉难度较大，可将上方腿向前交叉置于地面上。

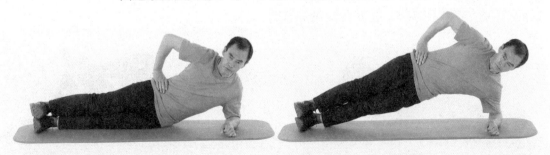

屈膝仰卧卷腹

扫一扫，视频同步学

动作目的 增加腹直肌、腹外斜肌、腹内斜肌肌肉力量。

动作步骤 仰卧屈膝，双手置于脑后，使头颈部处于居中位置。同时卷曲上腹部，肩部缓慢抬离地面，直到下腰部受力。稍作停留，再还原至初始姿势。

注意事项 应避免手抱头过度用力造成脊柱的损伤，过程中感受腹直肌收缩，肩胛骨离开地面即可。

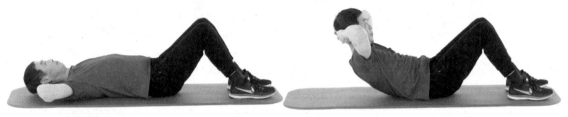

膝盖回拉仰卧卷腹

动作目的 增加腹直肌、腹外斜肌、腹内斜肌肌肉力量。

扫一扫，视频同步学

动作步骤 仰卧屈膝，双手置于脑后，使头颈部处于居中位置。向上卷腹时，回拉右膝，尽力触碰右臂肘部。稍作停留，再还原至初始姿势。左右两侧膝盖和肘部交替进行练习。

注意事项 手肘尽量贴靠膝盖，可同侧或对侧交替进行。

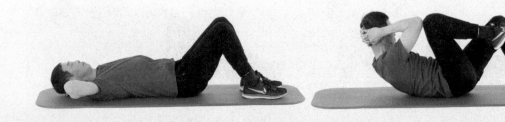

仰卧提膝收腹

动作目的 ▶ 增加腹直肌、腹横肌肌肉力量。

扫一扫，视频同步学

动作步骤 ▶ 仰卧于垫上，屈膝脚踩地，双臂放于身体两侧。抬起双腿，使小腿平行于地面，大腿垂直于地面，即屈髋屈膝呈90°，同时尽量抬起上半身，双臂离开地面。每次呼气时腹肌收缩，手臂下压。完成一定次数后还原初始姿势。

注意事项 ▶ 保持头部、肩胛骨离开地面，每次呼气时感受腹部收缩。

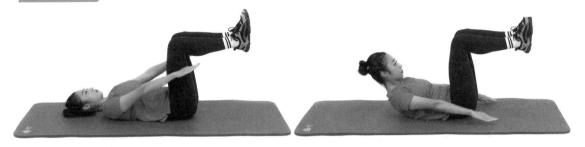

两头起抱膝

动作目的 ▶ 增加腹直肌、股直肌、屈髋肌群、腹斜肌肌肉力量。

扫一扫，视频同步学

动作步骤 ▶ 屈膝坐于垫上，双手抱住膝盖后方腘窝部位。腹肌收缩，双脚离开地面，身体微后仰。保持平衡后稍作停留，然后还原初始姿势。

注意事项 ▶ 腹直肌无固定状态下两头同时收缩抱膝。进阶动作可双膝伸直，两头起时手触脚尖。

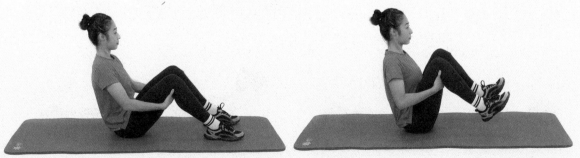

仰卧转体

扫一扫，视频同步学

动作目的 增加腹直肌、股直肌、屈髋肌群、腹斜肌肌肉力量。

动作步骤 平躺于垫上，双手置于脑后，保持颈部处于中间位置。上背部抬离地面30°，双腿抬离地面，双腿伸直。向左侧扭转身体，左腿回拉，直至右臂肘部触碰左膝。还原腿部姿势，同时将身体向右侧扭转，右腿回拉，直到左臂肘部触碰右膝。尽量多做几次仰卧转体，再将双腿放下，平躺于地面。

注意事项 腹部收缩扭转，肘尖尽量触及对侧膝盖，配合下肢屈伸协调进行。

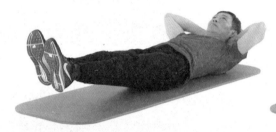

躯干伸展

扫一扫，视频同步学

动作目的 增加背部竖脊肌肌肉力量。

动作步骤 俯卧于垫上，双手置于身体两侧，颈部保持正中位置。将胸部缓慢抬起，直至上半身与地面呈30°角。再将胸部缓慢落回地面。

注意事项 上半身向前向上抬起时避免对腰椎造成压力。可固定下肢脚踝处，帮助竖脊肌收缩向上。

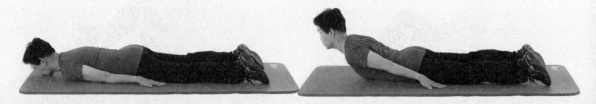

仰卧交替蹬腿

扫一扫，视频同步学

动作目的 增加腹直肌、股直肌、屈髋肌群、腹斜肌肌肉力量。

动作步骤 仰卧于垫上，屈膝踩地，双臂放于身体两侧。抬起双腿，使小腿平行于地面，大腿垂直于地面，即屈髋屈膝呈90°，抬起双臂垂直于地面。右腿缓慢伸直不接触地面，同时左臂上举过头。还原姿势换另一侧重复同样的动作。

注意事项 对侧上肢下肢尽量同时下落，核心收缩保持身体稳定。

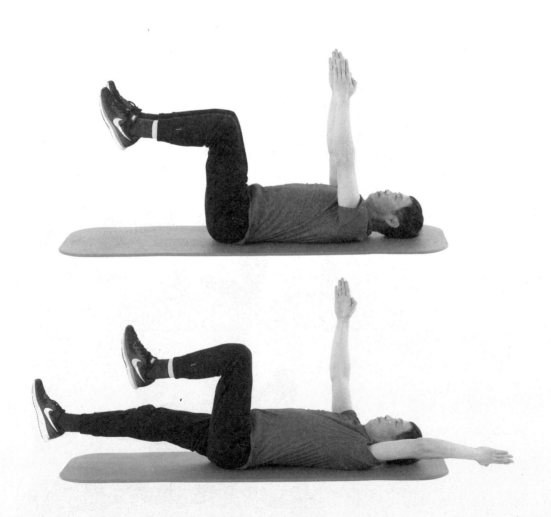

跪姿三点支撑

扫一扫，视频同步学

动作目的 ▶ 增加腹直肌、腹横肌、腹内外斜肌肌肉力量。

动作步骤 ▶ 四点跪立于垫上，双手撑地略大于肩宽，双膝着地与骨盆同宽。抬起左腿向后，身体保持平衡。稍作停留后还原跪姿，换另一侧重复同样的动作。

注意事项 ▶ 双手位于双肩的正下方，手推地使背部饱满，抬起后腿时避免骨盆过度旋转。

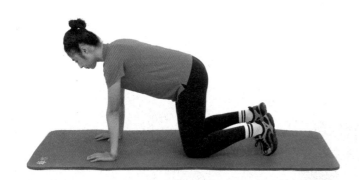

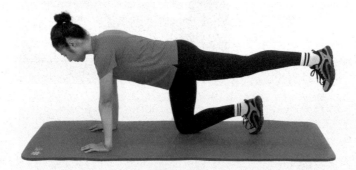

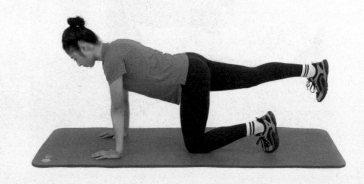

跪姿两点支撑

扫一扫，视频同步学

动作目的 ▶ 增加腹直肌、腹横肌、腹内外斜肌肌肉力量。

动作步骤 ▶ 四点跪立于垫上，双手撑地略大于肩宽，双膝着地与骨盆同宽。抬起右腿向后，同时抬起左手，身体保持平衡。稍作停留后还原跪姿，换另一侧重复同样的动作。

注意事项 ▶ 两点支撑时保持身体平衡，可在辅助下进行。

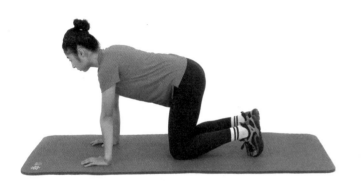

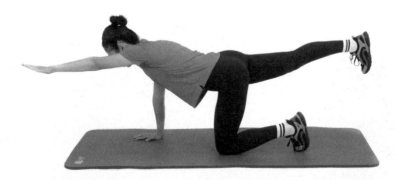

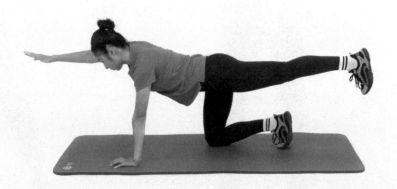

站姿抗阻侧起

扫一扫，视频同步学

动作目的 增加腹内斜肌、腹外斜肌、腹直肌肌肉力量。

动作步骤 右手正握哑铃，身体站直，双脚分开与髋同宽，左手掌心朝向左大腿外侧。双臂垂直，腰部向左侧弯，向上带动哑铃。再腰部向右侧弯，尽可能向下移动哑铃，随后换另一侧练习。

注意事项 选择合适的哑铃重量，避免哑铃从手部脱落砸伤脚。侧屈时仅进行左右侧屈，尽量避免轻微前屈后伸对脊柱造成屈曲扭转代偿。

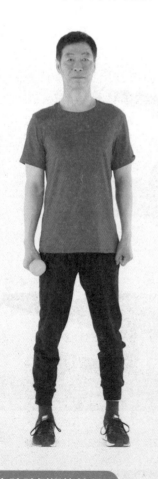

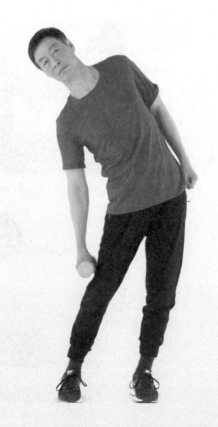

坐位躯干旋转

扫一扫，视频同步学

动作目的 ▸ 增加腹内外斜肌肌肉力量。

动作步骤 ▸ 坐于椅子上，背部挺直，双手持哑铃上举。核心带动躯干转体，腹部发力，双手随躯干由上向左转动。还原中立位上举，随后向右下转动，左右交替进行。

注意事项 ▸ 手臂上下与躯干旋转同时进行，动作不应脱节。

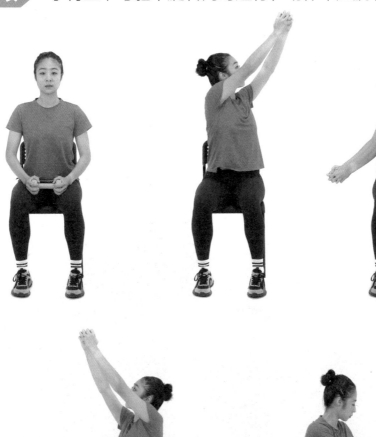

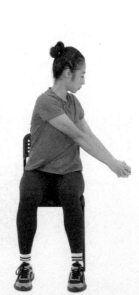

跪姿斜拉弹力带

扫一扫，视频同步学

动作目的 增加腹内外斜肌肌肉力量。

动作步骤 双腿跪立于垫上，前方绑一弹力带。双手于正前方握住弹力带，躯干向左旋转，顺势拉动弹力带向左。稍作停留后还原，向另一侧旋转。

注意事项 注意动作过程的完整和连贯。保持弹力带与肩同高。

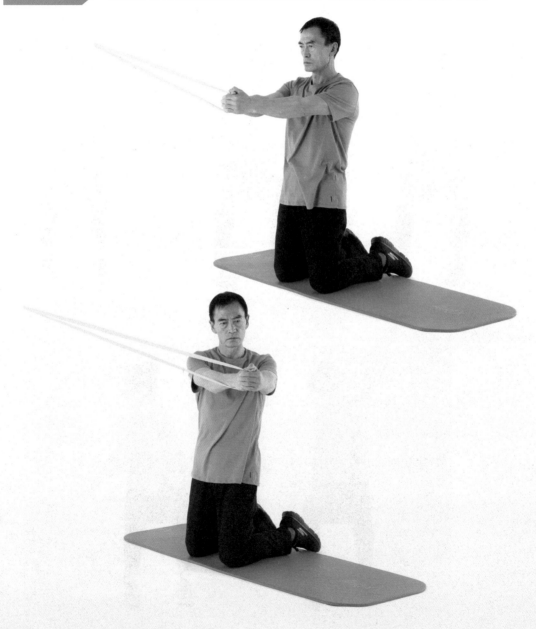

跪姿下劈

动作目的 增加腹内外斜肌肌肉力量。

动作步骤 双腿跪立于垫上，左上方绑一弹力带。双手抓住弹力带，躯干向右、向下旋转，顺势拉动弹力带向右下方完成下劈动作。运动中保持下肢稳定，直臂向斜下方发力。还原后，调整身体与弹力带的方向，使弹力带位于自身右上方，换另一侧做下劈动作。

注意事项 动作为对角线模式，右上至左下和左上至右下，注意动作过程的完整及连贯。

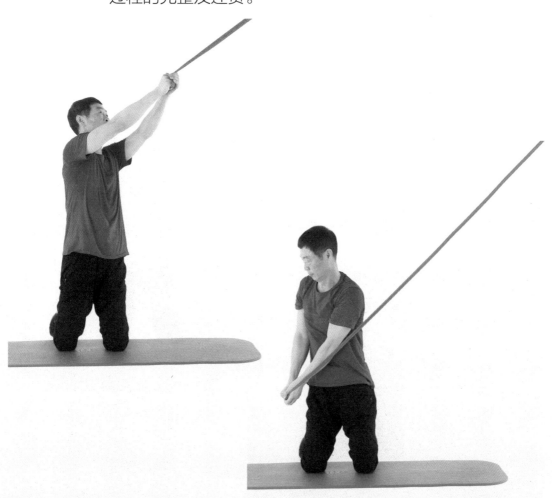

跪姿上挑

动作目的 ▶ 增加腹内外斜肌肌肉力量。

动作步骤 ▶ 双腿跪立于垫上，右下方绑一弹力带。双手抓住弹力带，躯干向左、向上旋转，顺势拉动弹力带向左上方完成上挑动作。运动中保持下肢稳定，直臂向斜上方发力。还原后，调整身体与弹力带的方向，使弹力带位于自身左下方，换另一侧做上挑动作。

注意事项 ▶ 动作为对角线模式，右下至左上和左下至右上，注意动作过程的完整及连贯。

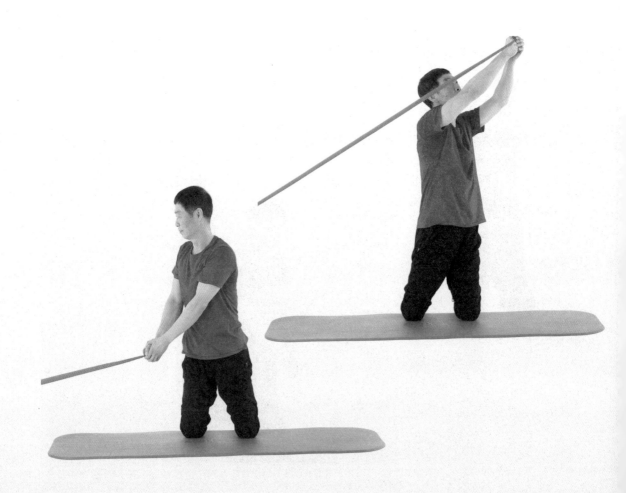

负重卷腹

动作目的 增加腹直肌、腹外斜肌、腹内斜肌肌肉力量。

动作步骤 仰卧于垫上，双腿向上伸直，双手在胸前持哑铃。同时卷曲上腹部，肩部缓慢抬离地面，直到下腰部受力。稍作停留，再还原至初始姿势。

注意事项 感受腹部肌肉收缩发力，锻炼时避免哑铃重量过大而造成过度憋气。

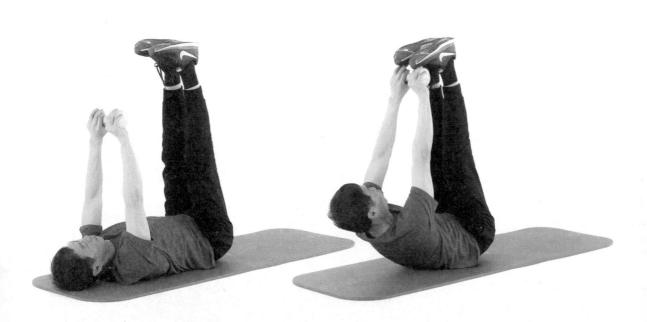

4.3 防跌倒平衡和协调锻炼方法

　　在进行协调与平衡锻炼时，应从最稳定的体位（例如坐姿）逐步进展至最不稳定的体位（例如单腿支撑），支撑面由大变小，身体重心逐步由低到高，由睁眼过渡到闭眼，从单个肌群参与的动作过渡到多个肌群协同参与的动作。首先可在静止状态下保持平衡，继而要求在动态运动中也能保持平衡，再进行破坏性的站立平衡动作和平衡垫等不稳定平面上的动作练习来诱发本体感觉，逐步增强平衡功能。

静态平衡锻炼方法

椅上保持身体姿势平衡

扫一扫，视频同步学

动作目的 提高在坐位下的平衡能力。

动作步骤 坐在椅子上，保持头部和躯干直立，双臂向两侧打开，五指伸展，保持一定的时间。

注意事项 在椅子上尽量避免晃动，保持身体姿势。

双脚站立平衡

扫一扫，视频同步学

动作目的 提高在站立位下的平衡能力。

动作步骤 双脚站立于地面，双脚与髋同宽。双手自然下垂，双眼目视前方，保持身体直立至一定的时间。

注意事项 站立时尽量避免晃动，保持身体姿势。

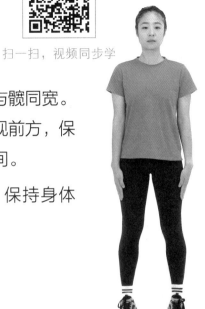

双脚站立闭眼平衡

扫一扫，视频同步学

动作目的 提高在视觉屏蔽下的站立平衡能力。

动作步骤 双脚站立于地面，双脚与髋同宽。双手自然下垂，保持身体直立。闭上双眼，保持一定的时间。

注意事项 站立时尽量避免晃动，保持身体姿势。当身体不稳时应及时给予保护。

足跟对足尖"一字站"

扫一扫，视频同步学

动作目的 提高双脚前后站立位下的平衡能力。

动作步骤 一脚在前，一脚在后，足跟对足尖，在一条直线下保持平衡，左右交替进行。前后站立位闭眼保持平衡。足跟对足尖动态行走过程中保持平衡。

注意事项 两脚前后站立时应尽量保持在同一直线上，当身体不稳时应及时给予保护，也可双臂向两侧打开以维持平衡。

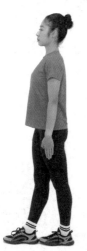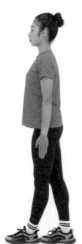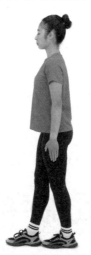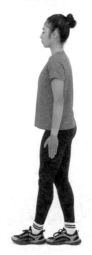

前后弓步站立平衡

扫一扫，视频同步学

动作目的 提高在站立位下的平衡能力。

动作步骤 双脚前后分开，右腿弓步站立于地面，双眼目视右手方向，保持身体直立至一定的时间。换另一侧重复同样的动作。

注意事项 站立时尽量避免晃动，保持身体姿势。当身体不稳时应及时给予保护。

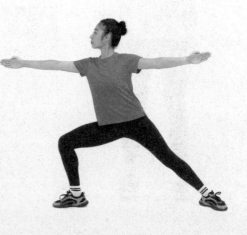

椅上抬腿平衡

扫一扫，视频同步学

动作目的 提高在坐位下的平衡能力。

动作步骤 坐在椅子上，保持头部和躯干直立。左腿支撑，右腿小腿尽量离地向上抬起到最大范围。

注意事项 在椅子上尽量避免晃动，保持身体姿势。

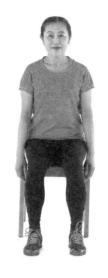
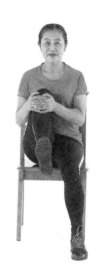

坐站转移平衡

动作目的 提高从坐位到站立位下的平衡能力。

动作步骤 自然坐立于椅子上，双脚着地。身体前倾，重心前移，双下肢发力蹬地起身站直。

注意事项 降阶练习可用双手支撑辅助下肢站立，进阶练习可适当将椅子高度降低，增加难度。

扫一扫，视频同步学

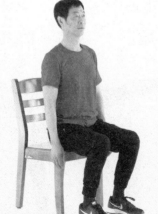
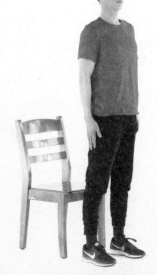

坐姿外力干扰平衡

动作目的 ▶ 提高在坐位下的平衡能力。

动作步骤 ▶ 坐在椅子上，保持头部和躯干直立。在前后推动的外力破坏下尽量维持平衡。

注意事项 ▶ 在椅子上尽量避免晃动，保持身体姿势。

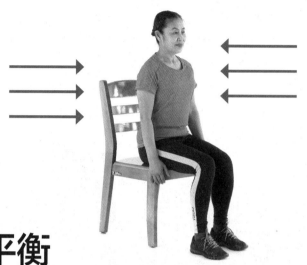

燕式平衡

动作目的 ▶ 提高身体前倾姿势下的单腿平衡能力。

扫一扫，视频同步学

动作步骤 ▶ 双脚站立，抬起右腿尽量向后向上伸直，左腿支撑地面。身体前俯，上肢水平向两侧展开。保持身体平衡稳定，稍作停留后换另一侧重复同样的动作。

注意事项 ▶ 身体前倾时注意抬头，尽量看向前方或斜前下方地面。保持身体稳定，当身体不稳时应及时给予保护。

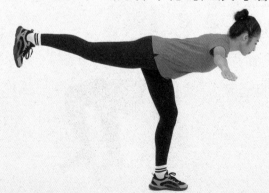

脚跟站立平衡

扫一扫，视频同步学

动作目的 提高在站立位下脚后跟着地时的平衡能力。

动作步骤 双脚并拢站立于地面，双手自然下垂或叉腰，双眼目视前方，保持身体直立。缓慢抬起脚尖到最大幅度后，保持一定的时间。

注意事项 站立时尽量避免晃动，保持身体姿势。

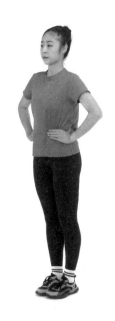
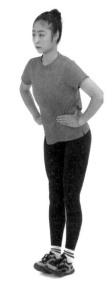

脚尖站立平衡

扫一扫，视频同步学

动作目的 提高在站立位下脚尖着地时的平衡能力。

动作步骤 双脚并拢站立于地面，双手自然下垂或叉腰，双眼目视前方，保持身体直立。缓慢抬起脚跟到最大幅度后，保持一定的时间。

注意事项 站立时尽量避免晃动，保持身体姿势。

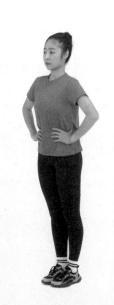
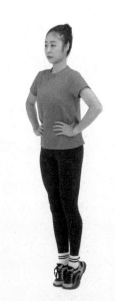

站立向前伸展触碰

扫一扫，视频同步学

动作目的 改善站立位上肢可触及的最远距离，提高稳定极限。

动作步骤 双脚站立于地面，与髋同宽。双手自然下垂，保持身体直立。双上肢向前，尽量向远处伸展触碰物体，再缓慢回到初始姿势。

注意事项 躯干尽量绷直，减少过度弯曲。循序渐进增加触碰距离。

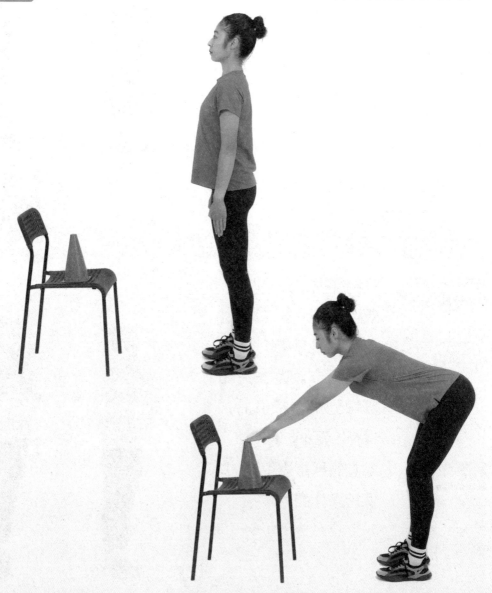

站立侧向伸展触碰

扫一扫，视频同步学

动作目的 ▶ 改善站立位上肢可触及的最远距离，提高稳定极限。

动作步骤 ▶ 双脚并拢站立于地面，双手自然下垂，保持身体直立。一侧上肢向侧方进行伸展，尽量向远处触碰物体，再缓慢回到初始姿势。换另一侧重复同样的动作。

注意事项 ▶ 循序渐进增加触碰距离。

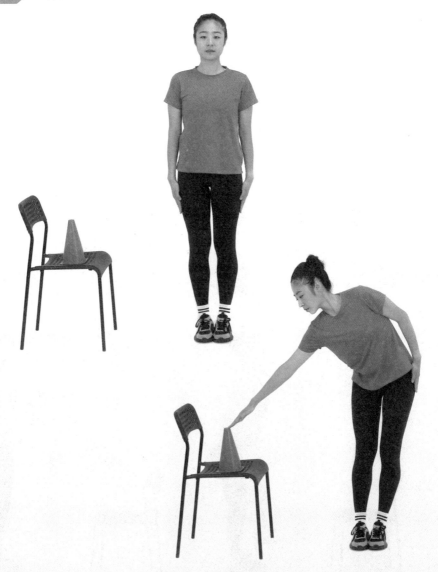

站立向前伸展拿物

动作目的 ▶ 改善站立位上肢可触及的最远距离，提高稳定极限。

动作步骤 ▶ 双脚站立于地面，与髋同宽。双手自然下垂，保持身体直立。双上肢向前，尽量向远处伸展拿起重物，再缓慢回到初始姿势。

注意事项 ▶ 躯干尽量绷直，减少过度弯曲。循序渐进增加触碰距离和物体重量。

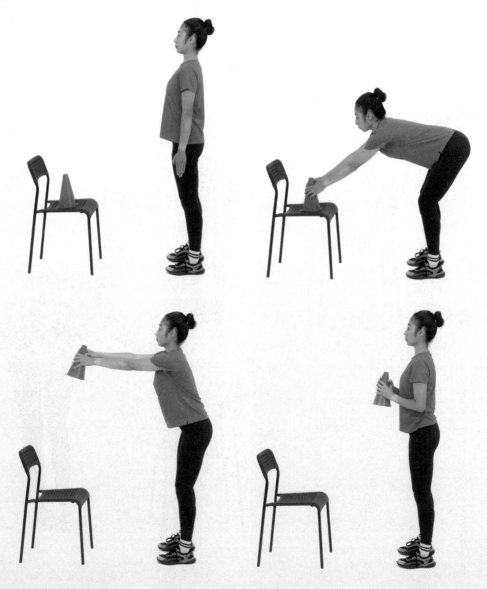

单脚站立

扫一扫，视频同步学

动作目的 提高单腿的平衡能力。

动作步骤 双手交叉抱于胸前或侧平举，单脚站立于地面，保持身体直立至一定的时间。

注意事项 站立时尽量避免晃动，保持身体姿势。当身体不稳时应及时给予保护。

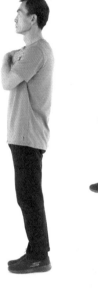
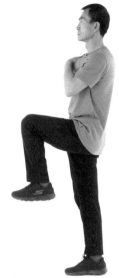

闭眼单脚站立

扫一扫，视频同步学

动作目的 提高单腿的平衡能力。

动作步骤 双手交叉抱于胸前或侧平举，单脚站立于地面，保持身体直立。闭上双眼，保持一定的时间。

注意事项 站立时尽量避免晃动，保持身体姿势。当身体不稳时应及时给予保护。

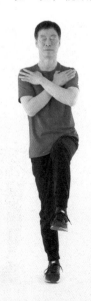

四肢协调平衡练习

扫一扫，视频同步学

动作目的 提高四肢协调能力。

动作步骤 同时抬起右腿和左手进行异侧练习，交替进行。抬起时大腿尽量平行于地面，上肢高举过头，掌心朝前。完成数次后同时抬起右腿和右手进行同侧练习，左右交替。

注意事项 当熟练进行同侧和对侧手脚协调平衡练习后，可用口令方式提高专注力和反应能力。

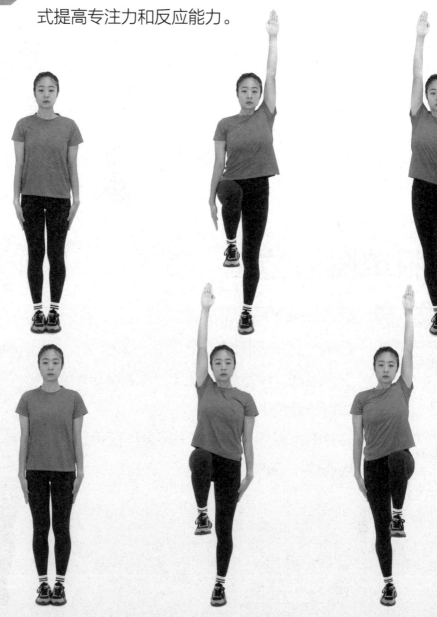

扫一扫，视频同步学

瑞士球坐位平衡

动作目的 提高腰腹肌肉在不稳定平面的控制能力。

动作步骤 在辅助下坐于瑞士球上，双脚触地，保持身体稳定。两臂侧平举，保持平衡。

注意事项 瑞士球的大小应以坐上去脚可踩地为宜，屈髋屈膝约90°，激活深层稳定肌，以保持不稳定平面内的平衡。此动作较难且为不稳定平面，容易因身体不稳而跌倒，应在保护下进行。

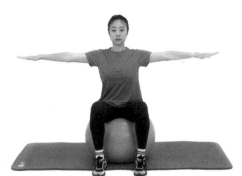

跪姿肘撑球

扫一扫，视频同步学

动作目的 提高腰腹肌肉在不稳定平面的控制能力。

动作步骤 跪立于垫上，前方放置瑞士球。辅助情况下，身体向前，前臂撑于瑞士球上，腹肌收缩，来回滚动瑞士球。缓慢还原到初始姿势。

注意事项 起始姿势时应将手肘至手腕整个前臂置于瑞士球上以便于向前滚动，此动作较难且为不稳定平面，容易因身体不稳而跌倒，应在保护下进行。

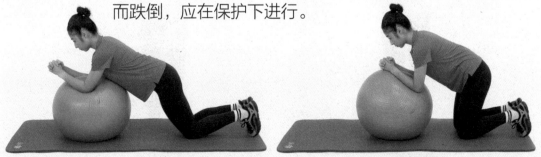

平衡垫上双脚站立

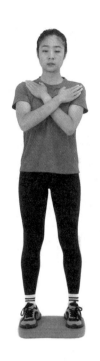

动作目的 提高双腿在不稳定平面上站立的能力。

动作步骤 在施加保护的情况下，双脚站立于平衡垫上保持平衡。

注意事项 站立平衡训练时收紧腰腹维持平衡，当身体不稳时应及时给予保护。

扫一扫，视频同步学

平衡垫上单脚站立

动作目的 提高在平衡垫上单脚站立的平衡能力。

扫一扫，视频同步学

动作步骤 在施加保护的情况下，单脚站立于平衡垫上维持身体平衡。

注意事项 单腿站立平衡较双腿站立难度更大，保持平衡时应注意骨盆中正，身体不要歪斜。年龄偏大且平衡能力较差的人群应在保护下进行单腿练习。

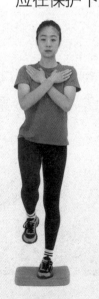
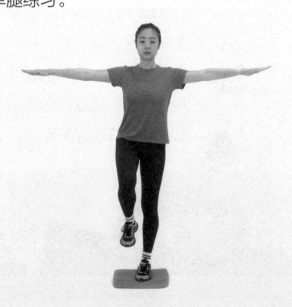

单腿支撑多向点地

扫一扫，视频同步学

动作目的 ▶ 提高单腿支撑的动态平衡能力。

动作步骤 ▶ 双脚站立于地面，正前方、左右两侧及左右斜上方共放置五个标志桶。左腿支撑，抬起右腿按口令或依次用脚尖触摸标志桶。数次之后换另一侧练习。

注意事项 ▶ 在保护下进行，单腿下蹲触摸时注意保持膝关节的稳定，动作错误会引起肌肉或关节的疼痛。

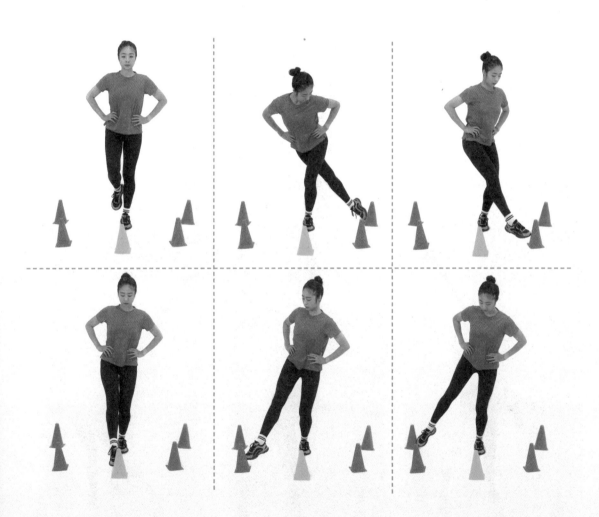

多肌群协调平衡练习

动作目的 提高单腿支撑下全身多肌群协调能力。

扫一扫，视频同步学

动作步骤 单腿站立于地面，保持稳定后身体前倾或向左右倾斜，用手触摸前方、左前方或右前方的标志桶，另一手可向旁侧展开以维持平衡。数次之后换另一侧练习。

注意事项 旁人必须给予保护，单腿站立时保持膝关节稳定，旁人可用口令改变触摸的顺序及速度。

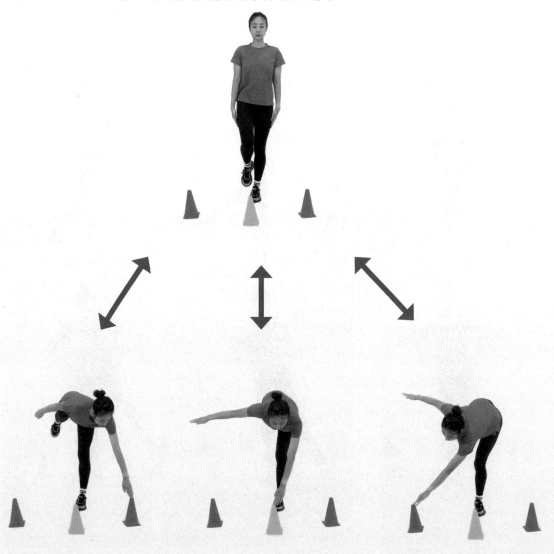

4.4 防跌倒有氧锻炼方法

有氧运动是指运动时体内代谢以有氧代谢为主，依靠糖原和脂肪分解供能，该类运动可增强老年人呼吸和心血管功能，提高心肺耐力，对预防高血压、脂代谢异常、糖耐量异常、肥胖等具有重要意义。

多个老年人跌倒预防指南均推荐在预防跌倒的计划中包含有氧耐力锻炼（见表12），以提高老年人的整体健康水平，防止跌倒的发生。

表 12 老年人有氧锻炼建议

运动项目	快走、慢跑、游泳、健身操、骑自行车和瑜伽等		
运动强度	高强度（不推荐）	中等强度（推荐）	低强度（推荐）
运动频率	–	每周 3 ~ 5 天	每周 ≥ 5 天
运动时间	–	每天 30 ~ 60 分钟	每天 20 ~ 60 分钟

有氧运动可用心率、最大摄氧量、梅脱值、主观疲劳感觉等进行监控。其中，心率和主观疲劳感觉是老年人自己能实现的监控方法。

老年人可以利用运动手环进行心率监测以判断运动强度。老年人在进行有氧锻炼时，一般建议运动强度为中等运动强度。利用运动手环显示的心率判断中等运动强度的方法为：心率保持在最大心率（最大心率=220- 年龄）的64% ~ 76%。例如，一名65岁老年人做中等强度运动时的目标心率在99 ~ 118次/分钟；由于老年人可能会患有一种或多种慢性疾病，实际的标准应适当降低。

老年人还可以用运动自觉量表来判断运动强度。运动自觉量表也叫"柏格量表""RPE 量表"或"主观疲劳感觉量表"。该量表一般为研究人员为被测试者进行测试时，被测试者能够比较准确地描述出当时主观上感觉到的吃力程度。以 10 分运动自觉量表作为参考时，老年人运动强度在 5~6 分之间为中等强度有氧运动。下面的表 13 为运动自觉量表的不同等级。

表 13 运动自觉量表

0分	1分	2分	3分	4分	5分	6分	7分	8分	9分	10分
无感觉	很弱	弱	温和	稍强	强	中强	很强	非常强	超强	极强
			低强度运动		中等强度运动		高强度运动			

4.5　防跌倒步态锻炼方法

由于老年人身体的各项功能出现增龄性衰退，下肢力量、本体感觉和足底触觉不如以前，使得老年人行走稳定性下降，70 岁以上老年人更为明显。改善老年人的步态功能对预防跌倒具有重要作用，可在锻炼过程中使老年人适应不同方向的行走及面对障碍物时的适应性行走。

向前行走

扫一扫，视频同步学

动作目的　提高人体正常向前走时的行走能力。

动作步骤　站立于地面，左脚向前迈出，脚后跟着地，过渡到全脚掌着地支撑，重心前移，同时右脚向前迈出。左右腿交替迈步，向前行走。

注意事项　行走时可配合上肢交替摆臂，避免同手同脚，可逐步增加步长和步速。

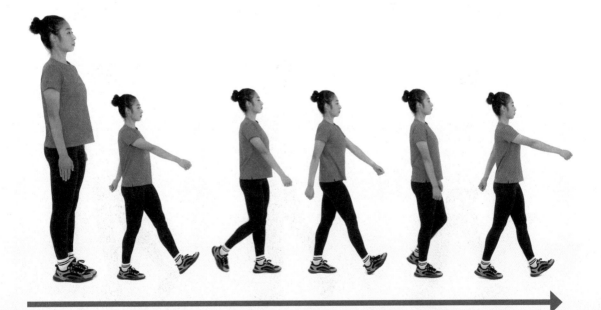

向后行走

扫一扫，视频同步学

动作目的 ▶ 提高人体向后走时的行走能力。

动作步骤 ▶ 站立于地面，左脚向后迈出，脚尖落地后重心后移，过渡到全脚掌着地，右脚脚尖向后迈出。左右腿依次迈步，向后行走。

注意事项 ▶ 向后行走时应注意提前清理后方障碍物，避免绊倒；因向后行走时没有视觉辅助，应在保护下进行练习。

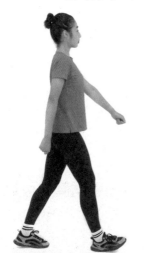
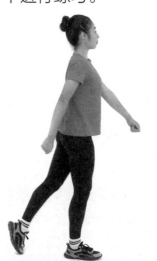
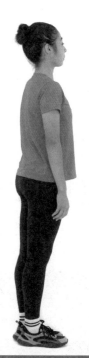

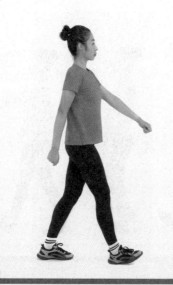
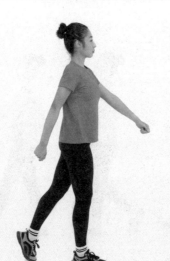
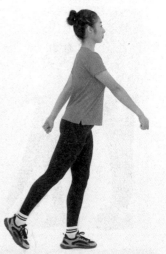

足跟走

扫一扫，视频同步学

动作目的 提高踝关节在背屈时的步行能力。

动作步骤 站立于地面，脚尖上提，脚后跟着地。左右腿依次迈步，足跟着地行走。

注意事项 足跟行走时，上半身仍然保持直立，尽量避免躯干过度前倾。

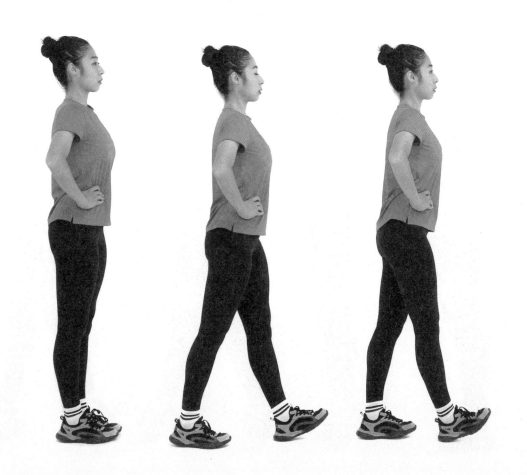

足尖走

扫一扫，视频同步学

动作目的 提高踝关节在跖屈时的步行能力。

动作步骤 站立于地面，脚后跟尽量上提，足尖着地。左右腿依次迈步，足尖着地行走。

注意事项 足尖行走时，上半身仍然保持直立；脚后跟垂直向上提，避免撇向左右两侧。

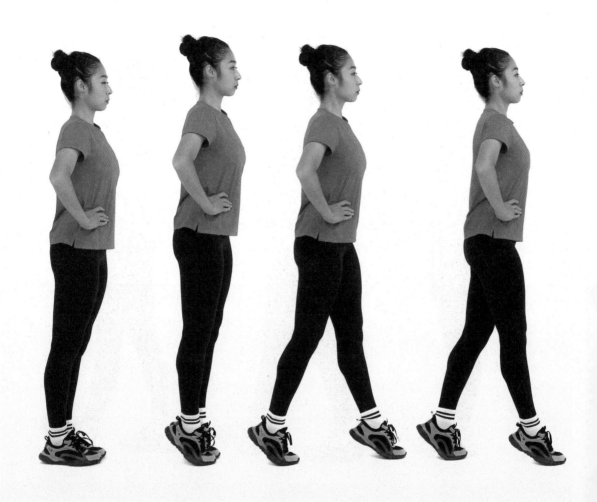

跨越障碍物行走

动作目的 ▶ 提高跨越障碍物行走的能力，以适应日常生活需求。

动作步骤 ▶ 在前方地面上不同距离处摆放如小栏架等物品。向前迈步行走跨越小栏架。

注意事项 ▶ 障碍物的摆放应多种多样，可放置不同距离、不同形状、不同大小的物件，训练时应注意保护，防止被障碍物绊倒。

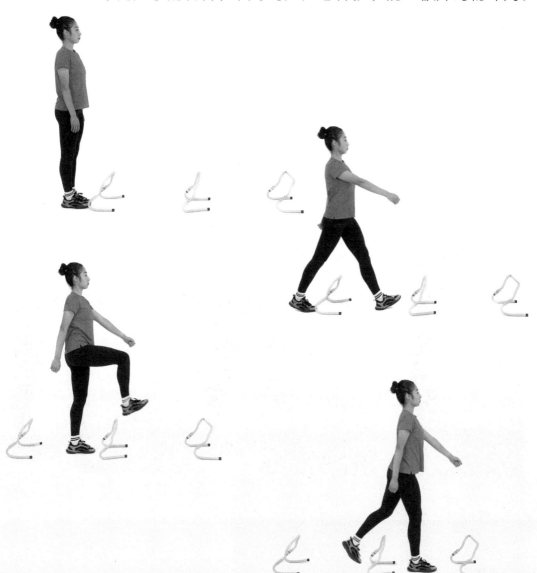

上台阶练习

扫一扫，视频同步学

动作目的 提高上台阶的功能能力。

动作步骤 站立于地面，左脚向上踩于台阶上，重心前移，腿部发力，随后右腿由上向前迈出，踩于上一级台阶上。左右腿依次迈步进行上台阶练习。

注意事项 练习时注意台阶高度，若肌力比较弱可用较低的台阶，肌力较强时，可用高台阶进行练习。

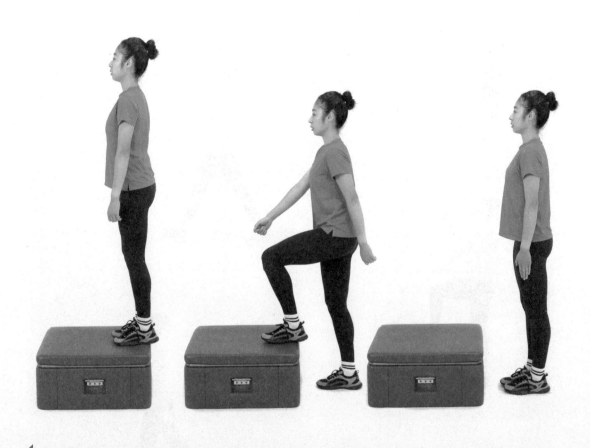

下台阶练习

扫一扫，视频同步学

动作目的 提高下台阶的功能能力。

动作步骤 站立于台阶上，左脚向后伸出，向下轻放于下一台阶上，右腿股四头肌离心收缩，重心后移，右脚轻放于下一台阶上踩实。左右腿交替，依次向下迈步。

注意事项 下台阶时防止踏空，后腿离心收缩时避免膝关节内扣。

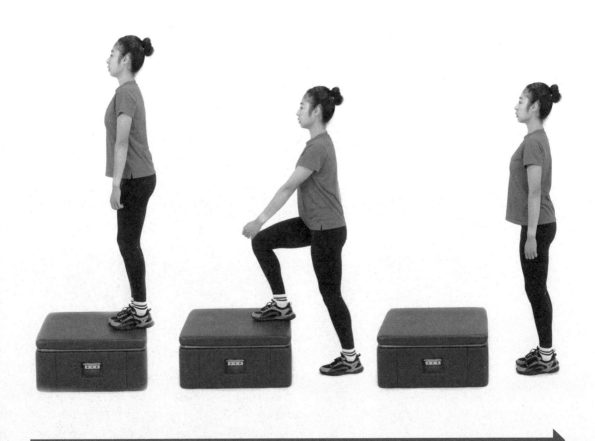

第**5**章 老年人防跌倒综合运动方案

总体来说，建议老年人每周进行不少于 3 次的中等强度有氧锻炼、不少于 2 次的力量锻炼，以及专门的平衡和协调锻炼，运动时间累计 150 分钟以上。在日常生活中，当环境安全时，可以有意识地进行步态训练，或者进行太极拳、广场舞等文体娱乐活动的锻炼。

无论是有氧锻炼还是力量锻炼，都需要注意安全第一，注意事项见第 37 页中的 7 项注意事项。

在训练过程中，要对自己的疲劳程度和身体的反应有所感知，把握运动强度。当运动强度超过目标强度时，要及时做出调整，做一些放松拉伸锻炼。对运动锻炼可能引起的肌肉疼痛，要注意分辨出肌肉酸痛（锻炼后的正常反应）和疼痛的不同，能明确指出疼痛的部位（例如上 / 下肢、关节、肌肉、骨骼等），当除了酸痛以外的疼痛产生时，要及时就医。

针对健康老年人，下面我们提出两个综合运动方案，分为基础版和进阶版，当完成基础版锻炼 3 ~ 4 周后，并且自我感觉完成基础版锻炼很轻松时，可以过渡到进阶版锻炼。

热身阶段

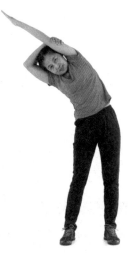

1 左右侧弯

组数	1组
次数	每侧 8 ~ 12次/组
页码	P48

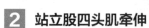

2 站立股四头肌牵伸

组数	1组
次数	每侧 3 ~ 5次/组
页码	P41

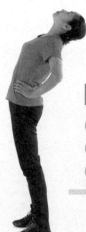

3 站立后仰

组数	1组
次数	3 ~ 5次/组
页码	P47

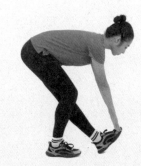

4 微蹲触脚尖

组数	1组
次数	每侧 8 ~ 12次/组
页码	P45

综合运动阶段

下肢力量锻炼动作

5 徒手深蹲

组数	2 ~ 3组
次数	8 ~ 12次/组
间隔	间隔60秒
页码	P58

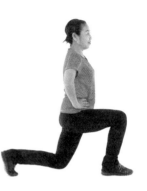

6 向前交替箭步蹲

组数	2 ~ 3组
次数	每侧8 ~ 12次/组
间隔	间隔60秒
页码	P59

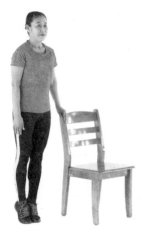

7 站姿提踵

组数	2 ~ 3组
次数	8 ~ 12次/组
间隔	间隔60秒
页码	P57

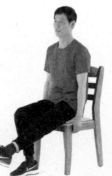

8 踝关节旋转

组数	2 ~ 3组
次数	每侧8 ~ 12次/组
间隔	间隔60秒
页码	P62

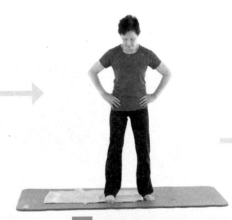

9 抓毛巾

组数	2 ~ 3组
次数	每侧8 ~ 12次/组
间隔	间隔60秒
页码	P63

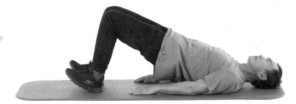

10 静态臀桥

组数 1组

次数 20秒～30秒/组

页码 P83

11 屈膝仰卧卷腹

组数 2～3组

次数 8～12次/组

间隔 间隔60秒

页码 P84

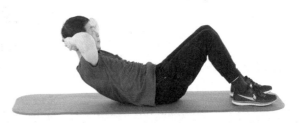

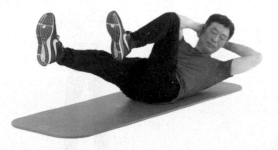

12 仰卧转体

组数 2～3组

次数 每侧8～12次/组

间隔 间隔60秒

页码 P86

13 跪姿三点支撑

组数 2～3组

次数 每侧8～12次/组

间隔 间隔60秒

页码 P88

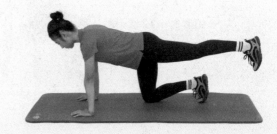

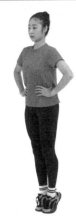

14 脚尖站立平衡

- **组数** 2 ~ 3 组
- **次数** 30 秒 ~ 1 分钟 / 组
- **间隔** 间隔 60 秒
- **页码** P101

15 站立向前伸展触碰

- **组数** 2 ~ 3 组
- **次数** 8 ~ 12 次 / 组
- **间隔** 间隔 60 秒
- **页码** P102

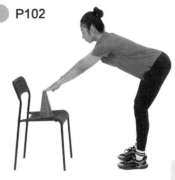

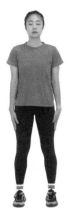

16 双脚站立闭眼平衡

- **组数** 2 ~ 3 组
- **次数** 30 秒 ~ 1 分钟 / 组
- **间隔** 间隔 60 秒
- **页码** P97

放松拉伸阶段

17 仰卧抱膝

- **组数** 1 组
- **次数** 每侧 20 秒 ~ 30 秒 / 组
- **页码** P39

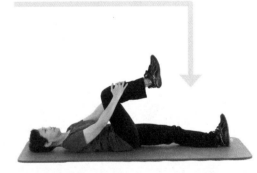

19 弓步拉伸

- **组数** 1 组
- **次数** 每侧 20 秒 ~ 30 秒 / 组
- **页码** P40

18 坐位体前屈

- **组数** 1 组
- **次数** 20 秒 ~ 30 秒 / 组
- **页码** P38

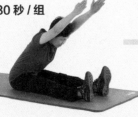

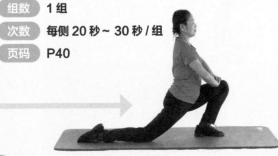

5.2 老年人防跌倒综合运动方案
——进阶版

热身阶段

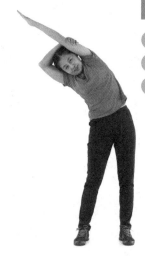

1 左右侧弯

- 组数　1组
- 次数　每侧8～12次/组
- 页码　P48

2 站立股四头肌牵伸

- 组数　1组
- 次数　每侧3～5次/组
- 页码　P41

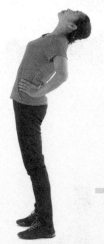

3 站立后仰

- 组数　1组
- 次数　3～5次/组
- 页码　P47

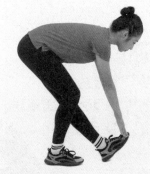

4 微蹲触脚尖

- 组数　1组
- 次数　每侧8～12次/组
- 页码　P45

下肢力量锻炼动作

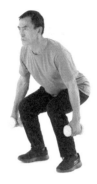

5 哑铃深蹲

组数	2 ~ 3 组
次数	8 ~ 12 次 / 组
间隔	间隔 60 秒
页码	P71

6 哑铃硬拉

组数	2 ~ 3 组
次数	8 ~ 12 次 / 组
间隔	间隔 60 秒
页码	P71

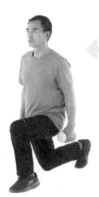

7 负重哑铃向前交替箭步蹲

组数	2 ~ 3 组
次数	每侧 8 ~ 12 次 / 组
间隔	间隔 60 秒
页码	P72

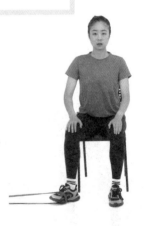

9 踝关节内外翻抗阻

组数	2 ~ 3 组
次数	每侧 8 ~ 12 次 / 组
间隔	间隔 60 秒
页码	P76

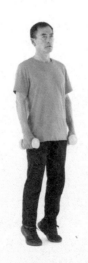

8 哑铃提踵

组数	2 ~ 3 组
次数	8 ~ 12 次 / 组
间隔	间隔 60 秒
页码	P74

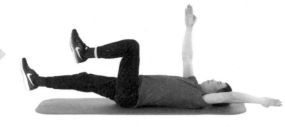

10 仰卧交替蹬腿

组数　2 ~ 3 组
次数　每侧 8 ~ 12 次 / 组
间隔　间隔 60 秒
页码　P87

11 负重卷腹

组数　2 ~ 3 组
次数　8 ~ 12 次 / 组
间隔　间隔 60 秒
页码　P95

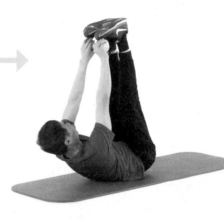

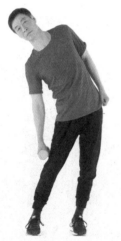

12 站姿抗阻侧起

组数　2 ~ 3 组
次数　每侧 8 ~ 12 次 / 组
间隔　间隔 60 秒
页码　P90

13 跪姿斜拉弹力带

组数　2 ~ 3 组
次数　每侧 8 ~ 12 次 / 组
间隔　间隔 60 秒
页码　P92

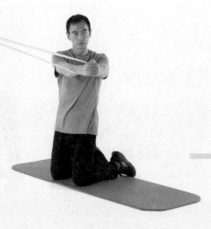

14 单脚站立

组数 2 ~ 3 组
次数 每侧 30 秒 ~ 1 分钟 / 组
间隔 间隔 60 秒
页码 P105

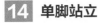
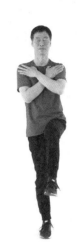

15 闭眼单脚站立

组数 2 ~ 3 组
次数 每侧 30 秒 ~ 1 分钟 / 组
间隔 间隔 60 秒
页码 P105

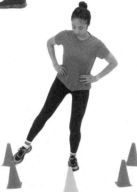

16 单腿支撑多向点地

组数 2 ~ 3 组
次数 每侧 8 ~ 12 次 / 组
间隔 间隔 60 秒
页码 P109

放松拉伸阶段

17 坐姿髋内收肌拉伸

组数 1 组
次数 每侧 20 秒 ~ 30 秒 / 组
页码 P43

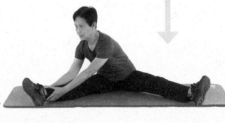

18 仰卧抱腿

组数 1 组
次数 每侧 20 秒 ~ 30 秒 / 组
页码 P42

19 卧位扭转

组数 1 组
次数 每侧 20 秒 ~ 30 秒 / 组
页码 P46

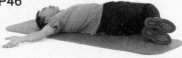

第**6**章　老年人文体娱乐活动与防跌倒

我国老年人常见的文体娱乐活动主要有太极拳、广场舞、健步走、乒乓球、羽毛球等益智益体的活动。这些活动在具有趣味性的同时，也有助于提高老年人上下肢肌肉力量、姿势平衡能力、运动协调能力以及关节和神经系统的灵活性等，能够有效降低老年人跌倒的发生风险。

6.1　太极拳

太极拳是我国优秀的传统健身功法，其特点是动作幅度大而缓慢，对全身各关节的肌肉都有锻炼作用，能够延缓老年人身体机能衰退，也是世界卫生组织推荐的防跌倒运动之一。练习太极拳能提高老年人的平衡能力、下肢肌肉力量和防跌倒能力。太极拳也因其缓慢柔和、平滑沉稳、协调连贯、步法轻盈的特点，深受广大中老年人的喜爱。

太极拳套路中有许多平衡控制的练习，如将身体重心由单侧移到双侧，或者在单脚与双脚之间转换，例如金鸡独立、白猿献果等。这些动作都要求在单脚支撑的情况下完成。太极拳是中低强度运动，打太极拳时的心率一般在 110 ～ 134 次 / 分钟。目前我国普及最广的是 24 式太极拳。有研究表明，持续 24 周的 24 式太极拳结合肌力、平衡训练能有效降低老年人跌倒发生率。经常进行太极拳运动的老年人的膝、踝关节本体感觉要优于久坐的老年人，踝关节运动本体感觉则优于长期游泳或跑步锻炼的老年人。

6.2 广场舞

　　广场舞是在我国全民健身背景下兴起的室外舞蹈活动，其绝大多数参与者是中老年人（尤其是女性中老年人）。广场舞集强身健体、自娱性和表演性于一身，具有群体性与自发性等特点，多以群舞出现，少则五六人，多则上百人。大部分的广场舞团体由群众自发组织，自费购买音响、灯光、服装和道具等，积极性很高。因地域差异，广场舞的形式不拘一格。2017年国家体育总局发布12套广场舞推广套路，作为广场舞普及的模范。

　　广场舞大多是中等强度运动，跳广场舞时，心率一般在120次/分钟左右。保持一定强度、一定持续时间和频率的广场舞锻炼，对老年女性的各项身体素质都会有不同程度的提高。研究显示，广场舞锻炼对人体力量、平衡能力和协调能力的提升均有较好的效果。同时因为广场舞锻炼配合欢快的音乐进行，锻炼时需要集中注意力，这样在锻炼老年人身体功能能力的同时，还可以锻炼其认知功能和反应能力等。

6.3 健步走

　　2020年健身活动调查统计显示，健步走是我国60岁以上老年人最喜爱参与的体育锻炼项目。有研究发现，健步走可以改善女性老年人的平衡控制能力，对于预防跌倒有重要意义。

　　健步走对场地要求低、可以自己控制强度，能够提高人体的心肺耐力和基础代谢。需要注意的是，如果姿势不正确，长期健步走后容易造成下肢关节慢性劳损。健步走主要锻炼下肢，在上肢的协调发展方面略有欠缺。老年人健步走时，应该选择平整、坡度小的场地，运动前应做好热身、运动后做好充分拉伸，以预防损伤。

6.4 乒乓球和羽毛球

乒乓球是我国的国球，群众基础扎实。羽毛球和乒乓球都属于隔网对抗项目，很受中老年人欢迎。相比广场舞和太极拳，乒羽运动不需要记忆套路/动作，有随机性，能锻炼人体神经系统的反应能力。研究显示，进行持续 12 周、每周 4 次的乒乓球锻炼后，老年人在各个方向的动态平衡能力都有提高，对于预防跌倒有一定作用。

乒乓球运动需要根据外部环境（球）的变化做出反应，需要更多认知参与，因此能更好地改善老年人视空间工作记忆能力，从这一角度，乒乓球也许能通过改善认知从而预防跌倒。

在线视频观看说明

本书提供了部分动作练习的在线视频，您可以通过微信"扫一扫"，扫描对应页面上的二维码进行观看。

步骤 1
点击微信聊天界面右上角的"+"，弹出功能菜单（图1）。

步骤 2
点击弹出的功能菜单上的"扫一扫"，进入该功能界面，扫描书中的二维码。

步骤 3
扫描后可直接观看视频（图2）。

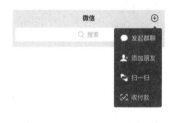

图 1

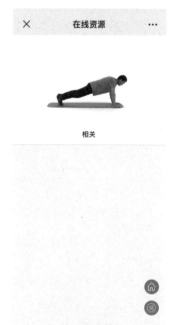

图 2